301健康科普丛书
不孕不育

主　编：彭红梅
副主编：王春杨　温春燕
编　者：（按姓氏笔画排序）
　　　　马懿悦　王春杨　张士慧
　　　　张翊昕　陆翀曌　唐　喆
　　　　彭红梅　舒军萍　温春燕
　　　　穆　莎

军事医学科学出版社

图书在版编目（CIP）数据

不孕不育/彭红梅主编.
—北京：军事医学科学出版社，2014.2
（301健康科普丛书）
ISBN 978-7-80245-753-9

Ⅰ. ①不… Ⅱ.①彭… Ⅲ. ①不孕症—诊疗
Ⅳ. ①R711.6

中国版本图书馆CIP数据核字(2014)第025590号

策划编辑：孙　宇　赵艳霞　　　**责任编辑**：王彩霞　曹继荣
出　版　人：孙　宇
出　　　版：军事医学科学出版社
地　　　址：北京市海淀区太平路27号
邮　　　编：100850
联系电话：发行部：(010)66931049
　　　　　　　编辑部：(010)66931053,66931104,66931039
传　　　真：(010)63801284
网　　　址：http://www.mmsp.cn
印　　　装：三河市双峰印刷装订有限公司
发　　　行：新华书店

开　　本：710mm×1000mm　　1/16
印　　张：9.25
字　　数：107千字
版　　次：2014年5月第1版
印　　次：2014年5月第1次
定　　价：27.00元

本社图书凡缺、损、倒、脱页者，本社发行部负责调换

301 健康科普丛书

编委会

前言
preface

　　近些年，不孕不育的发病率逐年升高，越来越多的夫妇被困扰，其中很多人通过传统的助孕方法都无法受孕，"试管婴儿"的诞生及一系列相关技术的发展给他们带来了新的希望，圆了他们为人父母的心愿。解放军总医院生殖医学中心自建立以来，接诊了来自全国各地及全军的大量不孕不育患者，临床妊娠率及助孕技术均位于国内前列。中心的一线专家为了让更多的患者了解相关知识，联合了妇产科、胚胎实验室、泌尿外科及男科多位专家，结合中心的诊疗常规及经验，以问答的方式全面解读不孕不育。书中既有为什么不能怀孕的相关基础知识，又有怎样才能怀孕的指导方法，重点讲述了辅助生殖技术，有针对性地解答了患者的很多疑问，内容深入浅出。同时书中的很多内容也可供初级辅助生殖医生参阅，用以指导他们的工作。

书中的编者在繁忙的临床工作之余，查文献资料，翻阅病例，付出了很多心血，在此表示衷心的感谢，感谢他们为不孕不育这个难题所做的努力！

编者

2014 年 3 月

目录
catalog

第一篇 基础知识　　1

第二篇　男性不育　23

301健康科普丛书——不孕不育

第四篇 辅助生育　83

目录

301健康科普丛书——不孕不育

目录

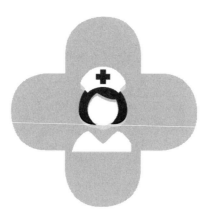

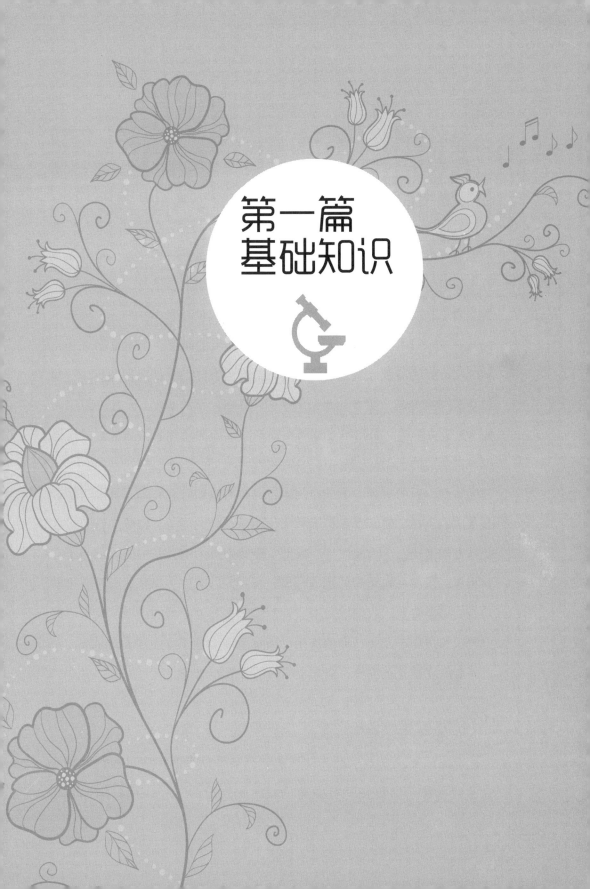

第一篇
基础知识

1. 女性生殖系统有哪些结构?

专家回复:女性生殖系统包括内、外生殖器,外生殖器是指生殖器官的外露部分,包括阴阜、大小阴唇、阴蒂和阴道前庭,统称为外阴。女性外阴、阴道口与尿道口及肛门毗邻,局部潮湿、易受污染,特别是生育年龄妇女性生活较频繁者更易感染,所以平时要注意保持外阴及性生活卫生。女性内生殖器位于骨盆内,包括阴道、子宫、输卵管和卵巢。阴道是性交器官,为一上宽下窄的管道,前壁长 7 ~ 9cm,后壁长10 ~ 12cm,阴道也是月经血排出及胎儿娩出的通道。子宫是孕育胎儿和产生月经的器官,呈倒置的梨形,上部为宫体,下部为宫颈。非孕期子宫长 7 ~ 8cm,宽 4 ~ 5cm,厚 2 ~ 3cm,重约50g。子宫内膜层表面2/3是功能层,受到卵巢性激素影响发生周期变化脱落形成月经,靠近子宫肌层的下 1/3 为基底层,不发生周期性脱落。子宫位于盆腔中央,前为膀胱,后为直肠,下端接阴道,两侧有输卵管和卵巢,靠子宫韧带及盆底肌支撑。输卵管是精子和卵子相遇受精的场所,也是向宫腔运送受精卵的通道,分为间质部、峡部、壶腹部及伞部,其中间质部与子宫角相连,伞部在输卵管外侧端开口于腹腔,并有许多指状突起,有拾卵功能。输卵管肌层收缩以及输卵管黏膜上皮纤毛细胞的纤毛摆动有协助拾卵、运送卵子及受精卵的作用。卵巢由韧带悬于盆壁和子宫之间,卵巢外层的皮质是其主体,由大小不等的各级卵泡组成。

 2. 女性一生分哪几个阶段?

专家回复:女性从胎儿期到成熟衰老是渐进的生理过程,也是下丘脑 – 垂体 – 卵巢轴功能发育、成熟和衰退的过程,可划分为胎儿

301健康科普丛书——不孕不育

期、新生儿期、儿童期、青春期、性成熟期、绝经过渡期和绝经后期7个阶段。青春期（10～19岁之间），下丘脑－垂体－性腺轴被激活，促性腺激素作用使卵巢增大，卵泡开始发育和分泌雌激素，使内、外生殖器进一步发育，生殖器官从幼稚型变为成人型。乳腺等第二性征发育，阴阜隆起，大小阴唇变肥厚并有色素沉着，阴道长度及宽度增加，阴道黏膜变厚并出现皱褶，子宫增大，输卵管变粗，卵巢增大，此时已初步具有生育能力，但整个生殖系统的功能尚未完善。第一次月经来潮称为月经初潮，为青春期的重要标志，月经来潮提示卵巢产生的雌激素足以使子宫内膜增殖，但此时由于中枢神经系统对雌激素的正反馈尚未成熟，有时即使卵泡发育成熟但不能排卵，发生无排卵性功能失调性子宫出血，此时月经周期常不规律。性成熟期又称为生育期，是卵巢生殖功能与内分泌功能最旺盛的时期。一般自18岁左右开始，历时约30年，此时期妇女卵巢功能成熟并有规律的周期性排卵，生殖器官及乳房在卵巢分泌的性激素作用下发生周期性变化。绝经过渡期是指卵巢功能开始衰退直至最后一次月经的时期，一般开始于40岁左右，妇女一生中最后一次月经称为绝经，绝经后期卵巢内卵泡耗竭，雌激素水平低下，女性到60岁以后进入老年期，整个机体发生衰老改变。

3. 月经从何而来？

专家回复：正常情况下，排卵与月经是不可分割的生理现象。所谓月经，是以排卵为前提而发生的周期性子宫内膜脱落。卵泡发育过程中，卵巢会分泌雌激素进入血液循环，作用于全身许多组织，维持女性生殖系统各器官的生长发育，维持和促进女性第二性征等，其中最重要的一个作用，就是促进子宫内膜生长。每次月经，子宫内膜脱落后，新生的子宫内膜就是在雌激素的作用之下而生长起来的，此时称为增生期子宫内膜。排卵后的卵泡壁很快塌陷，并逐渐形成黄体。黄体细胞分泌越来越多的孕激素和雌激素。孕激素使已经受雌激素作用的子宫内膜由增生期变为分泌期。此时内膜腺体越来越旺盛，血管越来越多，越来越弯曲。当所排卵子未发生受精时，黄体逐渐退化，孕激素分泌减少，同时雌激素也降低。子宫内膜失去了这两种激素的支持作用，遂发生剥脱及出血，即所谓的月经来潮。脱落的子宫内膜碎片随月经血一起流出体外。

如果卵子受精，卵巢的黄体组织不会很快退化，而是变成妊娠黄体，继续分泌大量雌激素、孕激素，子宫内膜在这两种激素的继续支持下，会发育得更好，为迎接受精卵的着床种植做好充分准备。此时，内膜不会脱落，也就没有经血流出，临床表现就是停经。所以，排卵以后的事件，不是月经来潮，就是妊娠。

女子出现的周期性阴道流血称为月经，衡量女性的月经是否正常，一般可以从以下几个方面进行判断。①月经周期：从月经来潮的第 1 天到下次月经来潮的第 1 天称为 1 个月经周期。绝大多数人在 21 ～ 35 天之间，平均 28 天。月经过频是指周期缩短，小于 21 天；月经稀发是指周期过长超过 37 天。②经期：阴道流血期间称为经期，多数人的经期持续 3 ～ 5 天，但少至 2 天，多至 7 天也属于正常范围。③月经血量：正常月经期的月经血量为 30 ～ 50ml，以月经来潮的第二、第三天最多，以后逐渐减少。经期超过 7 天、月经量超过 80ml 者称为月经过多。④月经血特点：月经血的特点是不凝固，呈暗红色。月经血中除血液外，还含有子宫内膜脱落的碎片、子宫颈黏液及阴道上皮细胞等。月经期间妇女可有乳房发胀、头痛失眠、心慌、下腹胀痛和情绪不安等。这种情况一般不影响工作，也不必治疗，月经期过去以后症状会自然消失。正常月经是女性内生殖器发育正常和功能健全的表现。

妇女的月经周期是在全身健康状况良好的基础上体内性激素平衡调节的结果。任何因素都可能干扰这个过程，给受孕带来影响。只有充分了解正常的月经周期才能及时识别出影响受孕的细微变化。月经初潮的平均年龄为 12 ～ 13 岁，营养不良，遗传性因素，严重疾患如风湿病、糖尿病、精神疾病、神经性厌食症以及遭受重大精神打击、心理创伤等可能引起月经初潮延迟。有些生活方式也可推迟月经初潮甚至发生闭经，如马拉松赛跑等高强度体力训练和生活在高原地带等。通常情况下在月经初潮后的最初几年，月经周期不是很规律，这是下丘脑 - 垂体 - 卵巢性腺轴功能还不成熟造成的，几年后待各项功能完善可逐渐形成具有自身规律的月经周期。月经周期稍有提前或推后，或经量稍有变化是许多人都会遇到的，轻微的变化并不等于您的月经就失调紊乱了。月经不规律常见于刚来月经的青春期女性和接近绝经期的更年期妇女。引起月经不规律的原因有甲状腺功能低下、甲亢、糖尿病、肾上腺功能异常、营养不良、体重过轻或过重、肿瘤及使用某些药物等。

4. 性激素、卵巢及子宫内膜是如何周期性变化的?

专家回复：月经周期的调节是个非常复杂的过程，主要涉及下丘脑、垂体和卵巢，这三者之间相互调节、相互影响，形成完整而协调的神经内分泌系统，称为下丘脑 - 垂体 - 卵巢轴（H-P-O 轴）。下丘脑是

H-P-O轴的启动中心，脉冲式分泌促性腺激素释放激素（GnRH）作用于垂体，调节垂体释放促性腺激素（Gn），包括卵泡刺激素（FSH）和黄体生成素（LH）。Gn直接参与调控卵巢功能，包括卵泡生长发育、排卵、黄体形成及性激素分泌的全过程。FSH在优势卵泡发育中有重要意义，它能促进卵泡发育、增加雌激素的分泌。LH在排卵中发挥主要作用，此外还能促进黄体的形成及维持、促进孕激素的合成。卵巢在FSH和LH的作用下发生周期性排卵，并伴有雌激素、孕激素等性激素的周期性变化，而卵巢性激素对中枢各种生殖调节激素GnRH、FSH、LH的合成分泌具有反馈调节，使循环中的FSH和LH呈现周期性变化。在卵泡期，被选择的优势卵泡释放雌激素入血，负反馈作用于垂体使得FSH水平下降，使得其余卵泡退变闭锁从而进一步扩大其优势，随着优势卵泡继续发育释放大量雌激素作用于子宫内膜使其增殖变厚，同时正反馈作用于下丘脑、垂体释放大量GnRH、FSH、LH，形成排卵前的LH峰和FSH峰。排卵后卵巢形成黄体，分泌雌激素和孕激素，作用于子宫内膜发生分泌期改变利于胚胎着床，同时又负反馈作用于中枢，使得FSH和LH分泌降低。若未受孕，黄体发生萎缩，雌、孕激素水平下降发生月经来潮，同时对FSH和LH的抑制作用解除，新一轮的卵泡发育及卵巢周期再次开始。月经来潮既是一个性周期的结束也是一个新的性周期的开始。

值得提出的是，在此过程中对侧卵巢处于静止状态，至于每个月哪个卵巢被选择作为优势卵泡的来源，通过监测卵泡生长发现是一个完全随机的过程，并不像有些患者认为的那样交替进行排卵。

卵巢分泌的雌、孕激素作用于子宫内膜使其发生周期性变化。子宫内膜分为基底层和功能层，基底层靠近子宫肌层不受卵巢激素周期性变化影响，功能层由基底层再生而来，受卵巢性激素的影响出现周期性变化，若未受孕功能层则坏死脱落，形成月经。正常月经周期以 28 天为例，子宫内膜组织形态周期性变化分为 3 期：①增殖期（月经周期第 5 ~ 14 日）：此期是卵泡发育成熟阶段，对应着卵巢的卵泡期，在卵泡分泌的雌激素作用下子宫内膜腺体及间质细胞呈增值状态。②分泌期（月经周期第 15 ~ 28 日）：此时排卵期已过，成熟的卵泡已经排出并形成黄体，相当于卵巢的黄体期，黄体释放的孕激素作用于增殖期子宫内膜，发生分泌期改变，血管增生弯曲、间质疏松水肿，使内膜变得厚而松软，富含营养，有利于受精卵着床。③月经期（相当于月经第 1 ~ 4 日）：卵子未受精则黄体萎缩退化，雌、孕激素水平均下降，子宫内膜功能层发生崩解脱离形成月经排出阴道。

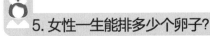

5. 女性一生能排多少个卵子？

专家回复：正常育龄期女性每个月排一次卵，每次只排一个卵子。女性从月经初潮规律排卵开始到卵泡耗竭卵巢功能衰竭历时约 30 年，每个月排 1 个卵子，一生大概能排出 400 个左右的卵子。女性的卵细胞在胚胎形成后即进入自主发育和闭锁的轨道。胚胎 20 周时，卵细胞的数量最多约 700 万个，以后数量不再增加而发生退化闭锁，出生时减少到 200 万左右，青春期前由于没有足够的促性腺激素支持，大批卵泡发生闭锁，初潮时女性的卵细胞只有 30 万 ~ 50 万个。卵泡是卵细胞储备的唯一形式，亦是卵巢的基本功能单位。卵泡发育是连续的变化过程，一般可分为原始卵泡、初级卵泡、次级卵泡和成熟卵泡四个阶段。成熟卵泡由卵子、卵子外周的透明带和颗粒细胞、卵泡腔等结构构成。同样，卵子的成熟也要经历原始生殖细胞、卵原细胞、卵母细胞等几个阶段。

卵原细胞先经过一个有丝分裂的增殖期，使总体数目急剧上升，之后进入减数分裂形成卵母细胞，并停滞在第一次减数分裂前期的双线期，这一静止时间在人类可持续 12 ~ 40 年。进入青春期后卵泡开始募集，卵泡的募集就是使原始卵泡进入生长周期的过程，卵泡募集一旦开始，卵泡或是直接发育成熟，或是发生闭锁，每个月经周期募集 20 ~ 30 个原始卵泡，但只有一个卵泡能够发育成熟并最终排出卵子。同期募集的卵泡经过选择和优势化，只有一个卵泡可继续发育成为优势卵泡，在抑制其他卵泡生长的同时自身继续生长发育，被选择的卵泡在排卵前 1 周即出现优势化并保持此状态，不仅在形态上，而且在功能上占有支配地位，抑制双侧卵巢中其他竞争卵泡的发育。月经中期，雌激素水平急剧升高，随后出现 LH 峰和 FSH 峰，触发优势卵泡排卵，排卵的过程包括卵泡迅速增大，逐渐向卵巢皮质表面突出，最终卵泡破裂、卵－冠－丘复合物（包含卵细胞、放射冠、透明带及少许卵丘颗粒细胞）排出。排卵后卵泡液流出，卵泡壁塌陷，卵泡颗粒细胞和卵泡内膜细胞向内侵入，卵泡外膜包围形成黄体，排卵后 7 ~ 8 天黄体体积和功能达到高峰，若卵子未受精，黄体在排卵后 9 ~ 10 天开始退化变成白体，排卵日至黄体功能完全衰退为黄体期，一般为 14 天。黄体功能衰退后月经来潮，此时卵巢中又有新的卵泡已被募集继续生长发育，开始新的周期。卵泡募集一旦开始就连续不断的有卵泡被募集，每个月经周期可以排出一个卵子，其余被募集卵泡均闭锁，直至卵泡消耗殆尽而进入绝经期。

 6. 正常妊娠需要哪些条件?

专家回复：受孕是一个非常复杂的生理过程，必须具备以下几个基本条件：①女性的卵巢排出正常的成熟卵子；②男性能正常勃起进入女性阴道内并射精；③精液中含有正常数量、活力、形态的精子；④输卵管通畅、功能正常，使得精子和卵子能在此相遇受精，并能将受精卵运送到宫腔内；⑤受精卵在合适的内膜上种植发育。以上任何一个环节出问题都可能导致不孕。

7. 受精的过程是什么？

专家回复：在自然受孕中，发生受精的基本条件是发育正常并已获能的精子与发育正常的卵细胞在限定的时间相遇。卵子发生于卵巢中的卵泡，成熟于受精过程。排卵发生时卵泡

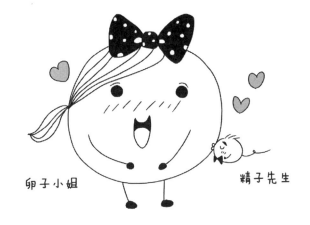

卵子小姐　　　　　精子先生

破裂，卵细胞及其周围的透明带、放射冠由卵巢排入腹膜腔，并经由输卵管伞端进入输卵管壶腹部，在这里卵子将与精子完成受精过程。储存在附睾中的精子还不具有受精能力，只有当精子通过女性生殖管道，在某些化学物质的作用下经历了一系列生理、生化的变化，才能获得受精能力。精子首先会黏附并穿过卵子外周的放射冠，然后才会与透明带结合。透明带是一层在卵母细胞外周由多种糖蛋白构成的外壳结构，在卵细胞与精子的相互识别和特异性结合、保护卵母细胞和早期胚胎、阻止多精受精上具有重要的作用。精子与透明带上特异的受体结构识别并形成受体－配体复合物，并释放精子顶体中的蛋白酶来消化透明带，从

而使精子靠近并与卵子结合。之后精子通过表面配体与卵子细胞膜的受体发生特异性识别，精卵融合，完成受精过程。为了阻止多个精子进入一个卵母细胞而造成多精受精的异常胚胎，卵母细胞会在与一个精子结合后，释放出特殊的皮质颗粒内含物，从而改变卵细胞膜表面的受体结构，阻止了其他精子穿入。在透明带异常、卵子成熟度不足或老化等特殊情况下，卵母细胞阻止多精受精的机制会发生障碍，可导致多精受精发生。在精子与卵母细胞融合完成后，精子的细胞核与卵母细胞的染色体，也就是父源和母源的遗传物质，会在一系列精密调控下转化为雄原核与雌原核，之后两者融合并进入有丝分裂过程，开启了早期胚胎阶段的发育。受精过程是双亲的遗传基因随机组合的过程，不仅使新个体保持了双亲的遗传特征，又使新个体有着比双亲更丰富多样的遗传特征和更强的生命力。

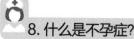

8. 什么是不孕症?

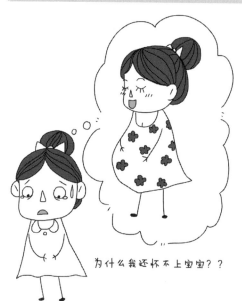

为什么我还怀不上宝宝？？

专家回复：有正常性生活，未经避孕1年未妊娠称为不孕症。未避孕而从未妊娠称为原发性不孕；曾有过妊娠而后未避孕连续1年未妊娠称为继发性不孕。对于试孕时间不到1年或长期分居两地的夫妻不能轻易诊断不孕症，这部分患者大部分不存在妊娠问题，只是主观上比较着急，给予足够的试孕时间和机会就能自然妊娠，如过早诊断及治疗反而会干扰其自然受孕。曾经妊娠过但由于自然流产、异位妊娠、早产等而未获得活婴称为不育，不孕不育常笼统的称为不育症，习惯上把女性病因引起的不孕称为女性不孕症，男性病因致其配偶不孕者称为男性不育症。

9. 不孕的发病率有多高?

专家回复：目前我国不孕症的发病率在 10% 左右，而且其发病率逐年升高。为什么在医疗服务水平不断提高的状况下，不孕不育发生率反而明显增高呢？首先，人们的生存环境质量的恶化正在多方位的影响着人类的生育能力。合成化学品被广泛应用于日常生活工作的衣食住行方方面面，加之空气、水质污染等使人们无时无刻的不在接触各种有害物质，多项调查显示，男性精子质量大幅下降，在女性不孕方面，月经不调和排卵障碍患者明显增多，所有这些表现都与环境恶化有很大关系。其次，随着人们性观念的开放，性传播疾病的发病率增多以及自主选择性人工流产、药物流产增多，导致男女性生殖道炎症高发且多演变为生殖道堵塞、功能毁损致不孕不育。最后是社会及心理因素，我国现阶段青春期年龄提前与生育年龄普遍延迟的矛盾比以往更为突出，再加上人们生活节奏的加快、工作压力的增大等原因直接或间接的对内分泌系统和生殖能力造成影响。

10. 不孕的病因有哪些?

专家回复：生儿育女是男女双方的事，女方因素占 40%，男方因素占 30% ~ 40%，男女双方因素占 10% ~ 20%。女性不孕原因主要有排卵障碍、输卵管因素、子宫宫颈因素等。男性不育原因主要有生精障碍和输精障碍。男女双方因素包括性生活不正常、免疫因素及不明原因不孕。

11. 不孕者的就诊流程是什么?

专家回复:不孕症患者的就诊流程包括病史采集、体格检查、辅助检查及诊断。①病史采集:男女双方婚育史,月经史,既往全身疾病史,盆腹腔手术史,职业,药物、化学毒物、烟酒及毒品使用史,家族遗传性疾病、肿瘤等病史以及多胎史。②体格检查:对夫妻双方进行全身检查,包括男女生殖器的检查以及第二性征发育、体重等。③辅助检查:男方精液分析、女方卵巢功能评估及排卵监测、输卵管通畅检查,如有必要还可行宫腹腔镜检查、子宫内膜诊刮、双方染色体检查等。

12. 不孕不育夫妇中为什么要男方先检查?

专家回复:生儿育女是夫妇双方的是,孩子是俩个人爱的结晶,同样,不孕不育的原因也可能来自夫妻任何一方,或来自双方,因此哪一方都不能逃避检查。当婚后发生不孕时,相当一部分人甚至包括妻子自己都会首先认为女方有问题,只查女方不查男方,或者先查女方再查男方,一旦女方查出异常就以为男方肯定没问题或者女方反复进行多次检查后没问题再检查男方才发现男方存在不育原因等等,如此情况在临床上屡见不鲜,常常会使女性遭受不必要的痛苦,造成时间和金钱上的浪费,甚至错失治疗的最佳时机。一般情况下,女方不孕需要检查的项目比较多,也比较麻烦,很多检查必须在月经周期的特定时期内进行且部分检查为有创性的。精液分析是检查男性生育能力的一项重要内容，有男性不育症者应首先进行精液检查，其结果对男科、妇科医师作出临床抉择都很重要。如果精液各项指标均正常，不孕原因的查找主要集中在女方，妇科医师可根据女方情况步步排查其卵巢排卵、输卵管通畅等情况；如果精液存在严重不合格包括无精、严重少弱畸精等情况，则女方可以省去很多检查程序直接进入针对男性因素不育的治疗阶段，可行睾丸穿刺找到精子做单精子卵细胞浆内注射使其受孕，如睾丸中无精子只能寻求供精或领养；如果精液存在少弱畸精，评估男性生育力差，此时亦应对女方进行全面评估，如发现问题双方同时治疗效果会更明显。

 13. 男性心理因素对男性精子有无影响?

专家回复：现代社会竞争剧烈，工作压力大，长期处于紧张、抑郁或过度疲劳状态时，可导致大脑皮质功能不稳定引起神经内分泌功能紊乱，并会影响到睾丸的生精功能，干扰精子的生成，导致精子的数量减少，从而导致不育。由不良情绪引起的男性不育占不育人数的5%左右。所以男性应做些能让自己放松的事情，如散步、洗澡等，然后再享受性生活。

 14. 职业因素对男性精子的影响?

专家回复：职业因素是环境生育保健中一个重要方面。有些工业生产环境存在着比生活环境浓度高得多的有毒化学物质，如铅、汞、镉、砷等重金属，苯、汽油、二硫化碳、三氯乙烯等有机溶剂，以及各种高分子化合物生产中的毒物。此外，有些职业是处于特殊的物理因素环境中，如高温或低温、高压或低压、电离辐射、高频电磁场、微波、噪声、震动等。在职业环境中，长期接触这些化学或物理方面的不利因素，可以影响到男女双方的生殖功能，使精子或卵子变质、数目减少，染色体畸变等；或通过胎盘或乳汁传递而进入胎儿或乳儿体内，导致发育不良或畸形。如接触铅的女工，容易发生自然流产和胎儿骨骼、大脑发育不全，胎儿智力低下以及贫血。职业为护士，易有唇腭裂的婴儿；为印刷工人者易有腹疝、腹裂畸形；建筑工容易分娩中枢神经系统及肌肉骨骼畸形婴儿；从事交通运输工作易有唇腭裂儿；接触放射线者其婴儿产生发育迟缓、小头症、智力低下、小眼球症、白内障等畸形的机会比不接触放射线者多。因而在准备生育时，请到医院咨询，另外，应少接触不益于生育的物质。

15. 家电、手机、微波炉会导致精子质量下降吗？

专家回复：电磁辐射无色无味无形，可以穿透人体在内的多种物质。各种家用电器、电子设备、办公自动化设备、移动通讯设备等电器

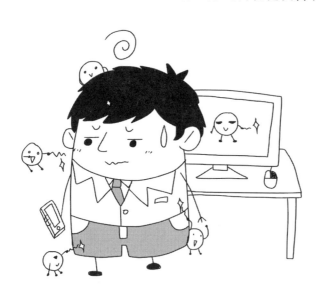

装置只要处于操作使用状态，它的周围就会存在电磁辐射。据专家介绍，长期处于高电磁辐射环境，可能对心血管系统、视觉系统、生殖系统造成伤害，严重的还会诱发癌症，并加速

人体的癌细胞增殖。随着社会的进步、科技的发达和人们生活节奏的加快，现代人的生活已经完全离不开手机，24小时开机对于忙碌的上班族是家常便饭。但是，手机对人体的辐射有多大，伤害有多深，也许没有多少人去顾及。有研究表明，手机对男性生殖系统的破坏力巨大，一个成年男子每天使用手机时间超过4小时的比不用手机的成年男子的精子产生数量要少50%。也有的男性朋友经常把手机挂在腰带上或放在裤袋里，这种做法也会严重影响精子的正常生长，会大大降低受孕几率。建议广大男性朋友特别是还没有生宝宝的男人们要尽量远离手机辐射。

16. 穿着紧身裤会使男性精子异常吗?

专家回复：有些男青年，喜欢穿紧身裤，特别是透气性差、散热不好的化纤类"兜裆裤"包裹着阴囊，让阴囊处于密闭状态，空气不流通，使细菌孳生，引起生殖道的炎症；同时也阻碍阴囊皮肤散热降温，限制血液循环，妨碍精索静脉回流，对精子的产生和营养很不利。长此以往，容易造成不育的不良后果。紧身裤虽好看，但从生殖健康的角度来说是不科学的。男性在买裤子时，应选择稍大、透气性好、棉布质量的裤子为宜。

17. 洗澡时温度过高可导致男性不育吗?

专家回复：正常情况下，精子必须在34~35℃恒温环境中才能正常发育，洗澡时水温过高往往暗伏"杀机"。如桑拿浴时室温可高达70~80℃，比正常浴室温度要高1倍以上，很不利于精子的生长，或造成"死精"过多而致不育。医学专家从男性不育的成因中获悉，一部分男性正是由于睾丸温度比正常人高 2 ~ 3℃，精子不能成活。因此年轻人应慎洗桑拿浴，平时，洗澡的水温也应在 34℃左右为宜。

18. 男性常翘"二郎腿"会影响精子质量吗?

专家回复：跷二郎腿的习惯，对生殖健康很不利。跷二郎腿时，两腿通常会夹得过紧，使大腿内侧及生殖器周围温度升高。对男性来说，这种高温会损伤精子，长期如此，可能影响生育。跷二郎腿最好别超过 10 分钟，两腿切忌交叉过紧，如果感觉大腿内侧有汗渍渗出，最好在通风处走一会儿，以尽快散热。特别是坐公车时，如果遇到急刹车，交叉的两腿来不及放平，容易导致骨关节肌肉受损脱臼。

19. 长期开车是否会导致男性不育?

专家回复：研究人员发现，出租车、货车司机和职业车手的精子质量、生殖能力明显低于不驾车的男性。因为长期驾车会导致男性生殖部位血液循环变差，造成前列腺慢性充血，进而引发前列腺炎。建议广大的男性不要长时间连续驾车，每连续驾车 1 ~ 2 小时应下车活动 10 分钟。

20. 哪些化学因素会导致男性精子质量下降?

专家回复：化学性生殖毒性物质的作用导致男性生殖能力下降有长期性和隐蔽性特点，而且作用途径较多，不仅可以通过消化道、呼吸道进入人体，还可通过皮肤接触吸收。

（1）内分泌的损害：环境中的一些类似雌激素样作用的物质对人的内分泌系统有潜在的损害，如杀虫剂二溴氯丙烷、DDT 等污染食品、容器、日常生活用品可损伤生殖细胞，导致少精或无精症。

（2）重金属及其化合物：目前已发现能造成男性生殖细胞损伤的重金属有铅、汞、镉、锰、砷等。铅对睾丸有直接的毒性作用，蓄电池厂和使用焊锡等作业的工人，特别是铅中毒者，其精子的数量显著减少、畸形率增高、活力降低。其他有害化学物质如苯、醛；药物如激素类、化疗类药物、避孕药、抗生素；微量元素缺乏如硒、锌、铜等。

因此，男性在生活工作中一定要加强职业防范，在工作中注意利用防护设施保护自己，并且要养成好习惯，比如正确合理使用手机、电脑等，开车时间不宜过长，尽量不接触辐射物品等。还要注意一些生活细节，如不用报纸等印刷品作食品包装，应避免袋上的字画、商标直接与食物接触，特别是与酸性食品接触。蔬菜、水果食用前要洗净，能去皮的尽量去皮，以防残留农药中的铅成分。住房装修一定要用环保材料，而且装修完后最好等一段时间再入住。尽量选用无铅化妆品、染发剂等。不要在汽车往来多的道路附近散步等。

 21. 如何从饮食上适当调节精子质量？

专家回复：导致男性精子质量下降的因素很多，如饮食对男性健康的影响。不健康的饮食习惯可能会导致男性不育症的发生，同样养成良好的饮食习惯就会辅助治疗男性的不育症。患有男性不育症时，饮食方面应该注意的问题有以下几方面：

（1）蛋白质：蛋白质是生成精子的主要原料。精氨酸是精子生成的主要成分，山药、鳝鱼、墨鱼、核桃、花生、紫菜等均含有较多的精氨酸。

（2）维生素：维生素对于提供精子和精液的原料、促进精子的合成化生、增强附属性腺的抗感染能力、维持精子的代谢过程等都有重要作用，尤其是维生素 E、维生素 A 能调节睾丸功能，增强精子活力。动物肝、植物油、胡萝卜、西红柿、南瓜、扁豆、大枣中均含有丰富的维生素。

（3）微量元素：微量元素与男性生殖功能关系密切，能影响精子的生成和活力。锌参与睾丸酮的合成与运载以及精子的活动与受精等。体内缺锌可以导致男性性腺功能低下，睾丸变小，精子生成减少或停滞。如体内缺锰，可使男性发生精子成熟障碍，导致少精或无精。缺硒时可以减少精子活动所需的能量来源，使精子活动力下降。应多吃鱼、虾、牡蛎、蛤、蚌、海带、蛋类，以及木耳、核桃、蜂蜜、大豆、红糖等含有较多微量元素的食品。

22. 长期饮用刺激性饮品会引起不孕不育吗?

专家回复：我们通常所说的刺激性饮品主要包括：咖啡、浓茶和酒。

咖啡和浓茶一般情况下对人体无特殊影响，但咖啡和浓茶都含有咖啡因，女性长期大量（每日 3 ~ 5 杯）饮用会对其生育能力产生不良影响，这可能是由于过度摄入咖啡因导致雌、孕激素比例失调，影响卵巢功能和胚胎着床等，男性长期饮用会影响精子活力。孕妇长期饮用咖啡可能会导致流产或低体重儿。所以，建议准备怀孕的夫妇双方和孕期女性暂时停止饮用咖啡和浓茶。

女性孕前少量饮用啤酒虽然影响不是很大，但酒精仍可能导致女性内分泌紊乱，因为酒精会干扰肝脏对激素的清除功能，使各种激素的代谢物以及毒物在体内蓄积，从而导致性腺轴的平衡紊乱。女性怀孕后饮酒是极其危险的，可能会导致早期流产，影响胚胎发育，引起胎儿发育不良和智力低下。此外，饮酒还可以使体内维生素 B 缺乏。

男性长期饮酒会影响精液中精浆环境，导致精子质量和成活率下降；极过度饮酒（超过 5 杯／日）可致勃起功能障碍或阴茎勃起时间短，或能勃起但无射精，其原因是阴茎的敏感性下降。同样，酒精在男性中也可影响肝脏功能，使女性激素在体内蓄积，抑制精子的生成并降低性交能力。

23. 吸烟会导致不孕吗？

专家回复：据统计，烟草的烟雾中可以提取出 3000 多种有害物质，其中主要是尼古丁（烟碱）、烟焦油、氢氰酸、一氧化碳、丙烯酸和一氧化氮等。一氧化碳及其化学物质与组织细胞结合，可引起血管收缩和血氧含量降低，出现缺氧和维生素缺乏，尤其是抗氧化的维生素 C，从而导致生殖系统的皮肤老化、组织萎缩、全身各器官功能减退及毒性物质的积蓄。尼古丁和烟焦油都是毒性物质，尼古丁中的有害成分会损害睾丸，影响生精能力，而烟焦油中还含有辐射较强的放射性物质。对于男性，长期吸烟会减少精子数量，降低精子活力，导致畸形精子发生率增高。因此，男性应避免在妻子怀孕前 3 个月吸烟，因为 3 个月后受孕的精子开始生成。对于女性，吸烟会加剧卵细胞的死亡。研究表明，吸烟妇女与非吸烟妇女相比，第 1 年的受孕率明显下降，一旦戒烟，妇女的生育能力还是可以得到恢复的。

此外，吸烟还和难产、婴儿体重过轻、新生儿猝死综合征等有着直接联系。吸烟妇女分娩的新生儿特征有低体重、胎儿宫内生长迟缓、早产以及肺发育不良等。至学龄期，孩子会表现有低智商和学习能力低下。同时，丈夫吸烟的妇女，胎儿产前死亡率增高，出生缺陷率增高。

当夫妻俩人准备做父母时，双方必须戒烟。同时，尽量避免到被污染的环境中去，以减少被动吸烟的量。

24. 接触放射性物品对生育功能会造成什么样的损伤?

专家回复：对于男性而言，睾丸是人体中对辐射最为敏感的器官之一，低剂量的辐射也可以使精子质量显著下降，进而降低生育能力。小剂量的 X 线照射也可破坏生精细胞的遗传物质，或造成胎儿畸形、流产、早产或弱智。还有资料显示，接触辐射而导致后代发生胎死宫内和神经管缺陷（脊柱裂和无脑畸形）的可能性很高。孕妇接触放射性物质后，可能出现死胎或致畸，或胎儿严重智力发育迟滞。

25. 哪些药物对生育会造成影响?

专家回复：目前，已知以下药物对生育有一定影响：

（1）引起性功能障碍的药物：镇静药安定（地西泮）、降压药甲多巴、抗心律失常药心得安（普萘洛尔）、抗抑郁药丙咪嗪等，均可降低性欲，甚而引起阳痿，影响生育。

（2）直接损害性腺的药物：主要是抗肿瘤药物，如白消安（马利兰）会促使男性睾丸萎缩、精子生成障碍；秋水仙碱可导致精子缺乏症，育龄妇女常用此类药物，可发生卵巢萎缩、卵母细胞或卵子缺乏，以致月经不调或闭经，从而发生不孕症。

（3）抑制性腺功能的药物：如治疗胃及十二指肠溃疡的西咪替丁、雷尼替丁，镇静药安定，降血压药利血平，利尿药双氢克尿噻（氢氯噻嗪）等，能增高血中泌乳素的水平，从而抑制性腺功能。肾上腺皮质激素可干扰性腺功能，抑制排卵与生精，导致女性闭经，男性生精障碍或阳痿。类固醇药物有避孕的功效，它能抑制激素的分泌，并阻止正常精子的生成。因此，男性应该避免使用睾丸激素类药膏、药片，或者注射剂，除非是在医师的监督下进行。另外，使用睾丸激素者应注意，这种激素会抑制甚至完全阻止生成精子的促卵泡激素和黄体生成激素的释放。停止使用上述刺激性药物一段时间后，精子的生成还能恢复正常，但精子的生成周期是74天，因此，停止用药至少74天以后精子的质量和数量才能达到正常的健康标准。

（4）影响胎儿生殖器官发育的药物：孕妇在妊娠早期，若应用乙烯雌酚（人工合成的雌激素）或雄性激素睾丸酮等性激素，会干扰胎儿性腺、生殖器官的发育及外阴的分化。将会使女婴发生生殖器官畸形，以后会有月经功能障碍、不良妊娠或不孕症，以及子宫内膜癌等，死亡率很高。其中乙烯雌酚还会发生男性女性化，出现阴茎短小、尿道下裂。

（5）降低精液质量的药物：如解热镇痛药阿司匹林（乙酰水杨酸）、消炎痛（吲哚美辛）等，通过抑制前列腺素的合成而影响精液质量。消炎痛还可致少精或无精症。泼尼松龙可致精液缺乏症。

26. 如何警惕有害化学物质对生育能力的损害?

专家回复：在日常生活中到处都有化学物质存在，其中不少物质颇具毒性。一些化学物质蓄积在睾丸或卵巢中，其作用如放射线一样，对生殖系统有广泛的损害。这些有害的化学物质，可改变体内激素的分泌，从而导致暂时或永久性不育；还可以通过直接损害精子或卵子，或改变它们的脱氧核糖核酸，进而导致婴儿生理缺陷。已经发现，硼、铅、锂、锰、汞、镉、砷及锑除对精子有杀伤作用外，还可引起男性性功能障碍，包括性欲低下、勃起功能障碍、早泄和射精障碍，并可以影响下丘脑－垂体－卵巢轴的内分泌功能及胚胎在宫腔内的种植，导致女性月经不调、流产，特别是镉元素与胚胎种植困难有着密切的关系。此外，可引起生育障碍的化学物质还有二噁英、工业溶剂、甲醛、多氯化联苯以及麻醉剂等。麻醉师、手术室护士、手术室工作人员以及兽医，均因长期接触麻醉剂，易导致流产率和婴儿生理缺陷的增加及男性不育、女性内分泌紊乱等。当然，大多数变化是可逆转的，即改变了工作环境，就可能会逐渐恢复正常。因此，当积极备孕较长时间却始终未成功时，应注意是否接触了以上化学物质，可采取保护自己的措施。生活在工厂或居住在金属商店附近的夫妇，应取水样进行金属和化学物质含量的检测。

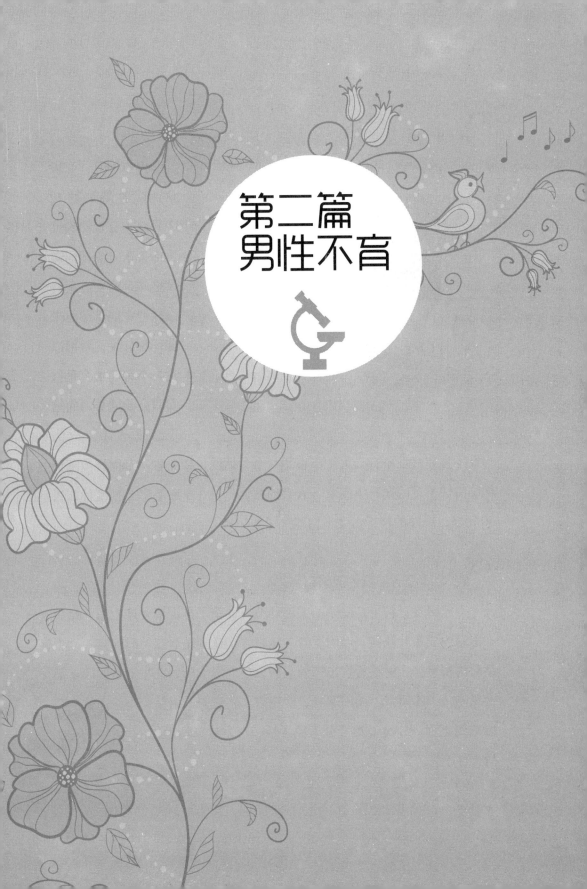

第二篇
男性不育

27. 何为男性不育

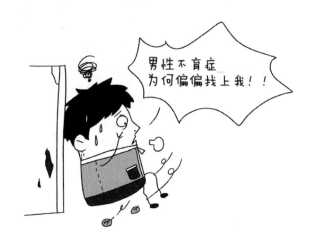

专家回复：一般认为，育龄夫妇12个月以上有规律的性生活，未采取任何避孕措施，而女方一直未怀孕或能受孕但未能怀胎分娩，就可以称为不育。生育是男女双方共同努力的结果，故不育可分为男性不育和女性不育。男性不育是一个大话题，横向看，全世界范围都面临男性不育问题；纵向看，人类的精液质量在不断下降，据统计，近50年来，男性的精子密度平均减少了约一半。

28. 引起男性不育的原因有哪些?

专家回复：精子是受孕的关键环节，而精子是由睾丸产生的，然后在附睾内成熟并获能，经附睾管、输精管运送到精囊腺暂时保存，性生活时由精囊腺经射精管射出体外。所以任何影响到睾丸、附睾的因素都会影响精子的质量，而附睾管、输精管、精囊腺及射精管是否通畅也会影响到生育。分类来看可分为原发性、继发性、特发性不育；先天性、后天性不育等。

29. 包皮过长是否影响生育?

专家回复：所谓包皮过长是指男性阴茎头上的包皮过长，但包皮外口没有狭窄。由于包皮位置的特殊性，使包皮与阴茎头之间形成腔隙。如果不注意局部生理卫生，就可引起包皮垢积聚，刺激阴茎头发生炎症。严重者炎症可逆行而上，致尿道炎症，甚至前列腺、附睾、睾丸炎症。那么，这些泌尿、生殖系的炎症就会影响到生育，比如生殖道狭窄、精液排泄受阻导致不育等等。那么包皮过长是不是必须手术治疗呢？这要根据每个人的情况不同去处理。如果局部卫生搞得好，并且包皮及阴茎头没有经常性炎症，就没必要手术治疗；反之如果局部包皮及阴茎头经常感染，并且考虑与包皮过长有关，或者局部经常性包皮垢分泌过多，担心局部恶变可能，那么建议及时行包皮手术治疗。

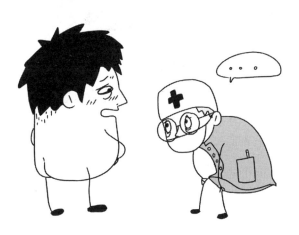

30. 精液带血怎么办?

专家回复：所谓血精就是精液中有血，一般人看到精液当中有血时都会非常紧张，以为会得什么大病、不治之症，其实完全不用这么紧张。就血精病因分析，最常见的原因是精囊炎、精囊结石，其次是精囊结核，精囊肿瘤非常少见，还有一部分属于特发性血精，查不到明显原因。就单纯性血精本身来说，一般性血精出血量不会很多，所以对身体不会有太大影响，往往保守治疗后会逐渐好转。对于保守治疗无效、长期反复的血精患者，或已经明确合并精囊结石者，建议到正规医院行精囊镜检查、治疗。

31. 如何正确认识前列腺炎？

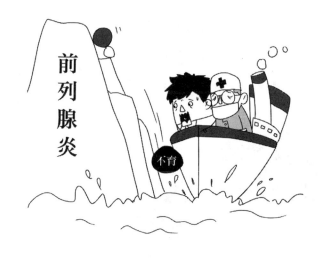

专家回复：一提到前列腺炎，作为成年人，几乎是无人不晓。前列腺炎怎么会有这么大的影响力呢？缘由是目前各种各样的私立医院、诊所遍布大街小巷，尤其是治疗男性泌尿生殖系疾病、不孕不育专科层出不穷。出于利益驱使，治疗前列腺炎的广告也就会通过各种渠道向你展开攻势，电视、广播、网络、传单等等，铺天盖地，如雷贯耳。很多男性都能把前列腺炎的典型症状背的滚瓜烂熟：尿频、尿急、尿痛、尿等待、尿淋沥、尿分叉、尿滴白等等。一些人就会把这些症状与自己的感觉对号入座，自我诊断得了前列腺炎。

那么我们应该怎样正确看待前列腺炎呢？首先，一旦怀疑自己得了前列腺炎，应当到正规医院就诊，不要乱投医，更不能自己诊断，自己开方子下药。其实前列腺炎中 90% 以上是非细菌性炎症，绝大多数前列腺炎患者不会传染。尤其值得一提的是前列腺炎患者抗生素滥用问题，只有培养出确切致病菌才需要按照标准方案使用抗生素，而一般情况下则没有必要长时间大量使用抗生素。这样既增加了患者的药物毒副作用，又促进了耐药病菌的产生，又严重浪费了医药资源。因前列腺炎产生的因素是复杂的、综合的，所以前列腺炎的治疗也要采用综合治疗及个体化原则，不能盲目滥用抗生素。

32. 隐睾患者能生育吗?

专家回复：正常睾丸位于阴囊内，一侧各一个，如果一侧或双侧睾丸没有在阴囊内则称为隐睾。那么睾丸没在阴囊内，会在哪呢？大多数隐睾位于腹部的腹股沟，少数位于腹膜后。睾丸是一个适合于凉爽环境的器官，阴囊内的温度要比正常体温略低。由于腹部的温度比阴囊内高，这样就会影响到睾丸的生精功能。那隐睾患者能否生育呢？据统计，隐睾在腹部温度环境下大于2年就会产生不可逆的损伤，所以隐睾手术最佳时机在2岁前。如果是单侧隐睾，一侧睾丸正常降入阴囊，大部分还是有生育能力的，如果是双侧隐睾，能够及时将隐睾降入阴囊内，也是很有希望能够生育的。所以作为父母应当注意一下男性婴儿的睾丸位置。

33. 阳痿影响生育吗?

专家回复：所谓阳痿，医学称勃起功能障碍，是指遇到性刺激时，持续的或间断的无法达到或维持阴茎足够的勃起。那么阳痿是否影响生育呢？阳痿根据程度可有轻重不同，大多数阳痿是轻中度的，这类患者多数可以完成性生活，即可以射精，也就是完成生育的关键一步：把精液输送到女性体内，使得精子与卵子相遇成为可能。虽然这类患者性生活质量不高，但只要精液质量没有问题，又能够射精，是不会影响生育的。但如果严重的阳痿，无法完成性生活，不能射精，不能把精液输送到女性体内，那就会产生不育。所以阳痿患者不是完全不育。

34. 何为早泄？

专家回复：早泄是指阴茎勃起后在插入阴道前、插入时或插入后不久，并在个人意愿之前射精，影响到性伴侣的满意度的情况。很多早泄患者担心会影响到生育，因此而苦恼不堪。那早泄与生育是什么关系呢？早泄也可以有轻重之分，大多数属于轻度早泄，可以将勃起的阴茎插入阴道后射精，如果精液质量是正常的，是不会影响到生育的。只有一小部分严重早泄患者在没有将勃起阴茎插入阴道就射精，也就是说没有将精液射入女性阴道内，那么精子与卵子不能相遇，自然也就不能生育了。早泄多数都是心因性的，所以多数经过治疗都能够达到满意效果，更何况现在人工授精技术比较成熟，只要精液质量正常，早泄患者完全没有必要过度担心不生育的问题。

35. 精索静脉曲张影响怀孕吗？

专家回复：所谓精索静脉曲张就是阴囊内精索静脉血管由于血液反流导致血管迂曲、增粗，可表现为阴囊松弛下垂，其内可触及蚯蚓状质软肿物。站立时阴囊胀大，有坠胀不适感，甚至疼痛。那么精索静脉曲张与男性不育到底有什么关系呢？阴囊内曲张静脉会对睾丸的生精功能产生一定的不良影响，但并非精索静脉曲张患者都会不育，因精索静脉曲张程度与临床表现不成正比。据统计，男性不育症患者中精索静脉曲张发生率比常人精索静脉曲张发生率高 2～3 倍，这只是说明男性不育与精索静脉曲张有相关性，有相当一部分精索静脉曲张患者不经治疗都能够正常生育。

当然生育是大家都比较关心的问题，作为男性不育症患者如有合并精索静脉曲张并有精液质量异常，治疗精索静脉曲张还是应相对积极一些，20% ~ 40% 的男性不育患者有精索静脉曲张。精索静脉曲张是指精索静脉丛因各种原因引起的回流不畅，而出现局部静脉扩张、迂曲、伸长的病理现象。对于男性精索静脉曲张的治疗，临床上常见的有手术治疗、精索静脉栓塞疗法和药物治疗。目前，国外主张早期手术治疗。需要说明的是，无论手术治疗还是药物治疗，均需要睾丸大小基本正常才可能取得疗效。假如睾丸的体积明显小于正常水平，或者质地明显变软，那么治疗预后不佳。

手术主要有显微镜下精索静脉结扎术、高位精索静脉结扎术（包括腹腔镜和开刀手术）、经腹股沟管精索静脉结扎术。美国学者大多选择显微外科治疗精索静脉曲张，其精液质量改善率高，并发症少，损伤小，费用低廉，现逐渐成为国内主流方法，有取代其他手术的趋势。

36. 不射精怎么办？遗精、手淫对生育有影响吗？

专家回复：一对小夫妻婚后一段时间生活美满，性生活也满意，就是一直没有怀孕。起初没有在意，后期在与朋友交流过程中了解到男人在性生活时是要有白色的精液排出的，而丈夫由于基本健康知识的缺乏一直没有注意到自己在性生活时居然没有东西排出来。那么为什么没有精液呢？于是立即到医院就诊，经过一系列检查，诊断为逆行射精。原来他在性生活时虽然也有良好的快感，女方也没有什么不适感，但自己的精液是排到膀胱里了。作为受孕的重要环节，精子与卵子相遇才有机

第二篇 — 男性不育

29

会结合受孕，而精液没有射到女性体内，那当然不能受孕了。

逆行射精的发病率不是很高，原因很多，如尿道炎症、尿道狭窄、尿道内括约肌功能异常、一些影响括约肌功能的药物等等，有些通过正规治疗是可以恢复正常射精的，如保守治疗效果不好，也可以通过收集性生活后的膀胱尿液收集精液进行人工授精。还有一部分患者因为局部的炎症等原因导致射精管闭塞或不畅，所以没有精液射出或射出的精液很少，这也会导致不育。这要到正规医院检查，可以行精囊镜检查或行射精管开口切开术可以恢复正常射精。

遗精是无性交活动时的射精，健康青壮年没有性生活时2周左右遗精1次是很正常的。病理性的遗精是指1周数次或1夜多次遗精。偶尔遗精对生育没有影响，若频繁遗精并伴有阳痿、早泄者，常因精液质量下降或性功能障碍而造成不育，应针对病因积极治疗。手淫是指在性冲动时用手自我发泄性欲的行为，偶尔手淫对身心健康无大影响，长期频繁手淫可造成严重的精神负担，由于射精频繁造成精液质量下降，性欲减退，还可因射精刺激阈值升高以致正常性生活时不能射精而导致不育。

 37. 睾丸一边大，一边小是什么情况？

专家回复：小王自小一边睾丸大，一边睾丸小，因没有不适感觉，不影响正常生活，所以没有在意，也没有去医院就诊。自从结婚后夫妻过性生活时妻子才发现了这个情况，于是妻子怀疑是不是有什么病，会不会影响生育，由此夫妻俩还闹翻了脸。于是到了医院就诊，经检查诊断为鞘膜积液，经过小手术后很快就恢复了正常，事后妻子也顺利怀孕。

鞘膜积液是男性常见病，尤其小儿，一般需要手术处理，但如果积液量不是太多，张力也不高，也不是交通性，可以不予处理而是观察。大部分鞘膜积液患者睾丸发育是正常的，所以不会对生育有大的影响，到一定程度及时给予处理就行了。但睾丸一边大，一边小还要注意以下几种情况：①如果是短时间内突然一侧睾丸增大，且伴有红肿痛，这时要考虑有急性睾丸附睾炎、睾丸扭转的危险，这都需要及时积极正规治疗，因为一旦耽误治疗就会影响到睾丸、附睾功能，尤其是睾丸扭转，时间一长会有睾丸坏死的危险，所以这种情况下应当及时到医院就诊，积极治疗。②如果一侧睾丸肿大并且可触及明显硬结还要考虑有睾丸肿瘤的情况，虽然这种疾病发病率不高，但也要及时到医院就诊。

38. 阴茎短小是否影响生育?

专家回复：受传统观念影响，多数男人认为自己的阴茎够粗大才更能显示男人的雄壮，更有生育能力。很多男人都觉得自己的阴茎短小，因此害怕在公共洗浴场所等处显露自己的性器官，甚至担心是否影响生育，因此感到很自卑。其实不然，男人阴茎的大小与生育能力没有必然性。阴茎的大小就好比人的身材有高有矮，都有一个正常的个体差异，真正的疾病性的小阴茎畸形是非常少见的。更何况阴茎的外在表现大部分是在疲软状态下，不能够反映阴茎的真实情况。阴茎不光有大小的区别，阴茎从疲软到勃起还有膨胀系数的不同，有些阴茎平时外表看似较大，勃起后不一定比平时粗大很多，而有些阴茎平时看似短小，勃起后会比平时粗大很多，而阴茎的功能只有在勃起状态下才能够体现出来。阴茎的大小与性生活的质量不是有必然联系的，性生活的技巧也非常关键。阴茎虽然相对小，技巧掌握好了一样能够有高质量的性生活。阴茎只要能够正常勃起，正常性生活和射精，也就完成了阴茎在生育中的任务。而真正影响生育的是睾丸的发育情况和精液的质量。但如果一味的自卑就会有心理性性功能障碍的危险，如出现性功能障碍才真正影响到了生育。

39. 男性不育都要做什么检查?

专家回复：主要是根据患者的病史及体格检查来决定，根据生长发育情况、原来的受孕生育史，睾丸、附睾、精索和输精管情况选择有针对性的检查。其中精液常规检查是评价男性生育力的最基本检查，通过精液量，精子的浓度、活力及形态等指标来判断男性生育能力的强弱。其他更加精细的精子功能检测，如精子顶体功能检查、精子 DNA 损伤的检测等，则是根据具体情况来选择。在一些男性不育的患者中，我们还有选择地检测生殖激素、染色体以及进行生殖系统 B 超、核磁共振等检查。

40. 男性不育吃点药就能完全治好吗? 要怎样治疗?

专家回复：男方因素引起的不育，首先要找到引起男性不育的病因。成功治疗是建立在对疾病的明确诊断和病情程度的正确评估基础之上的。主要可以分为这四个方面：

（1）我们要找到引起男性患者不育的各种常见因素，纠正进行性的损害，如戒除烟酒、避免桑拿温泉等高热环境、改善生活规律，保证睡眠，避免不良因素等等。

（2）针对病因的外科治疗，如对精索静脉曲张、输精管梗阻等情况进行手术治疗。

（3）内科原因导致的不育，则可以使用药物改善精子的浓度、活力等参数，改善内分泌环境，提高男性的生育力。

（4）根据治疗的效果及男女双方的情况，决定是否采取辅助生殖技术。

所以男性不育不是感冒发烧，治疗也要根据具体情况听从专科医师的指导。而且药物治疗需要一定时间，不可能一蹴而就。

41. 什么是"无精症"？

专家回复：无精症是指多次精液检查（一般 2 次以上）均未发现精子，称为无精症。其病因有睾丸生精障碍、感染、先天因素、染色体异常、射精功能障碍、输精管梗阻或者缺如、其他因素如环境因素等。

对于梗阻性无精子症，其中部分疾病可以采用外科手术解除梗阻。此外，精索静脉曲张、睾丸鞘膜积液也可以手术治疗。辅助生育技术，主要指卵浆内单精子注射技术（ICSI），针对无法采用输精管重建再通者是有效的治疗。

42. 无精症治疗都要做"试管婴儿"吗?

专家回复：有一种说法"无精症患者要想生育，只能试管，要么选择放弃"。情况果真这样吗？回答当然是否定的，事实是，机会还很多，希望还很大！

无精症属于男性不育症中常见疾病，据流行病学调查，100 个男性中，就有 1 ~ 2 个人是无精症，其中 20% 属于梗阻性无精症，80% 为非梗阻性无精症。显微镜下输精管附睾吻合术进行手术复通，成功率可达 70% ~ 80%；输精管医源性原因造成梗阻占到 2% ~ 6%，可利用显微镜下输精管吻合术进行手术复通，成功率 75% ~ 99%。综合来看，显微吻合手术可使近 70% 的患者精道复通。非梗阻性无精症中，合并精索静脉曲张时，如果先期进行显微镜下精索静脉结扎术，可有近 40% 的患者在术后 1 年的精液中出现精子，这些患者中的 60% 可以使妻子自然受孕，其余患者 60% 可通过显微镜下睾丸取精术获得精子用于试管婴儿的方法治疗；如未合并精索静脉曲张，显微镜下睾丸取精术可帮助 60% 的患者取到精子，其中 40% 可通过 ICSI 或 IVF 技术获得生育。

总体来看，对于治疗困难的无精症而言，显微镜手术最终可以帮助到 2/3 的患者。所以对于无精症患者，应该由熟悉显微手术的泌尿男科医师评估之后，再行治疗方案的确定，并非直接"试管"或"放弃"。

43. 精子从何而来?

专家回复：男性的性腺为睾丸，其功能是分泌男性激素并产生精子，与卵子的产生一样，精子也经过了一系列复杂的神经内分泌调控而由睾丸产生，随后精子进入附睾中发育成熟，等待射精时被排出。精子携带着遗传物质，与卵子结合并形成受精卵。同女性一样，男性的下丘脑同样有规律性分泌促性腺激素释放激素，即促使垂体分泌促卵泡激素和黄体生成激素。促卵泡激素刺激睾丸细胞并驱使生殖细胞产生精子；黄体生成激素男性促使睾丸细胞分泌睾丸激素。睾丸激素使男性具备一定的外部特征和性冲动，并协助精子成熟。精子在睾丸生成，在附睾成熟，最后通过阴茎排出。男性在发育期结束时通常是在 12 ~ 16 岁年龄段，就具备了这种能力。

阴囊的作用是使睾丸保持正常的温度，以便产生精子。由于睾丸悬于体外，温度比人体内的正常温度略低。当气温较低时，阴囊就紧缩，其目的是使睾丸处于暖和的状态。睾丸的温度升高，阴囊就变得松弛，使它们可以吸收更多的空气。但对气温的极度影响，阴囊却无能为力，如长时间泡热水澡，睾丸长期置于高温之下，所产生的精子数量就会较少，或产生的精子不正常或不活跃。这些副作用要经过 2 个半月才能消失。

体内的促卵泡激素可刺激滋养细胞分泌营养物，以供精子成长之用。发育期过后，年轻的男性会经常产生精母细胞。精母细胞转化为精子需要 74 天的时间，精子最前端的部分含遗传物质，中间部分提供迅速移动的能量，鞭状形的长尾巴起推进作用。

为完成精子的发育过程，正在成熟的精子游入附睾，一直紧密盘绕在超纤细管道，在每个睾丸的后部可以触摸到。附睾是精子完成发育过程的地方。成熟的精子可以依靠自身的力量移动，进入输精管。输精管是将精子从附睾输送到尿道的管道，在射精前精子一直在此逗留。

正常男性的身体，每天可以产生数百万个精子，其中约有 40% 是有缺陷的。这些精子或是头部的形状不正常，或是有 1 个以上的精子头，或是遗失了部分遗传物质。精子的形成过程并非完美，这也是人体产生大量精子的原因之一。另外，生殖系统感染也可损害精子的质量。

 44. 精液检查的最佳时机是什么时候?

专家回复：精液留取的时间对精液检查的结果影响不一。有实验室数据显示，禁欲时间越长，则死精、畸精率增高。此外如近期身体的疲劳状态，近期大量喝酒及抽烟，近期发热，采精时漏了一部分精液，采精时的环境差，精液采集后未能及时送检等都会对结果有影响。世界卫生组织统计显示，禁欲至少 2 天、最多 7 天后，采集精液标本检测最为准确。检查标本容器应该保持在 20 ～ 37℃。检查一般间隔 1 ～ 2 周。

45. 精液留取的正确方法是什么?

专家回复：收集精液的方法大部分在实验室用手淫法，受检者应先排尿。若确有困难则在家中留取，收集于洁净的容器内，20 ~ 37℃保温，半小时内送至实验室。若无法通过手淫成功获取标本，可以在性交时将精液射入避孕套来采集标本，仅可使用无毒性的避孕套，市场上可以买到。普通的乳胶避孕套是不能用于精液的采集，因为它含有损害精子活力的物质。同时，精液标本的采集必须是完整的，因为精液的初始部分富含精子，若患者在取精时有任何丢失，应告知实验室检查人员，以免产生结果误差。

46. 精液的外观是怎样的?

专家回复：人类精液一般为灰白色或灰黄色胶胨状，有一定的黏度。如果用一根小玻璃棒（棉棒、竹签等）插入精液中，然后再提起来，所形成的精液丝长度一般不会超过2cm，超过2cm即为异常，高黏稠度的精子可能会影响精子活力，使精子浓度异常。如果精子浓度非常低，精液可显得透明些，精液的颜色也会有所不同，例如：精液肉眼呈红褐色，显微镜下会看到较多的红细胞；黄疸患者的精液和服用维生素或药物者的精液呈黄色；长时间未排精的人精液可呈浅黄色；其次考虑炎症，比如禁欲时间很短仍然射出了泛黄的精液，就要考虑会不会有白细胞增高的现象（提示生殖道炎症）。当然，这要根据医院的检查。一般认为精液有一种特殊腥味，这是正常的，它是由前列腺分泌精胺发生氧化发出的。正常的精液pH为7.2 ~ 8.0。当患有疾病时精液的pH值会超出此范围。

47. 通常精液液化时间是多少?

专家回复：精液射到收集容器后很快呈现典型的半固体凝胶的团块。通常在室温下几分钟内精液就开始液化（变得稀薄），此时精液中可见异质性团块，15分钟内精液标本完全液化，很少超过60分钟或更长时间。精液正常为灰白色，放一段时间变为透明，这就是液化的过程。如果超过60分钟还不液化，说明液化机制有问题。通常反映前列腺等生殖器官的性能不好。精液由精子和精浆组成，正常的精浆中含有充分的蛋白质、酶类、卵磷脂小体等，它们在液化的过程中起到关键作用。如果这些物质降低就会导致精液不液化，反映了一些器官不正常的工作状态。有些精液标本甚至含有大量的胶胨状颗粒，这对男性生育力造成了严重影响。

48. 精液多少是正常?

专家回复：精液量国际标准规定精液量大于等于2ml。这个量大致相当于饮料瓶的瓶盖的容量，精液中有精子和精浆，如果精液量过少可以引起生育能力低下，甚至男性不育。原因有以下几方面：

（1）性生活后不能在阴道内占有大量的体积，不利于精子上行进入女方的子宫颈，造成不孕。由于精液是碱性的，精液量过少，不能充分中和阴道中的酸性分泌物，进而影响了精子的生存和活力。

（2）精液量偏少可以导致精子的总数降低，这降低了受孕的几率。

（3）由于精浆主要由精囊液、前列腺液等组成，精囊液中含有果糖成分，可以为精子活动提供能量；前列腺液也可以为精子提供营养。当精液量过少，不能维持精子的足够营养，影响新陈代谢和精子的活动，可以导致不育症。

49. 你了解精子吗?

专家回复:精子的外形似蝌蚪,全长 60μm,是人体中最小的细胞,也是不能再生产发育的细胞。人类的睾丸是一个非常大的生产精子的工厂,每天能产生 1.2 亿条精子,维持这一惊人的速度有赖于精原干细胞的增殖产生精母细胞,精母细胞通过减数分裂产生精子细胞,减数分裂包括染色体配对和遗传重组,并形成单倍体的细胞,以及精子细胞再变成成熟精子的各个阶段的协调进行。男性每次射精,将有 2 亿~5 亿个精子降生。其中形态异常的约占 40%。而母亲卵子每次只有一个,顶多有两个同胞姐妹同时降生。而且分别只允许一个,最多两个精子同时与之结合。卵子在母亲体内经过大约 15cm、狭窄的输卵管向子宫游动,它周围的营养细胞像一串串美丽的光环围绕着它。很快,它将与精子相遇并开始受精的过程。研究人员一直想知道那个从千军万马中杀出来的精子与其他精子相比有什么区别或优势? 目前得出的结论是,完成这一壮举的精子必须被"激活"。精子的顶端不仅含有染色体,而且布满了一种被称作为顶体膜的东西。在精子进入卵子前,顶体膜中的部分酶就开始变得兴奋起来,这是一

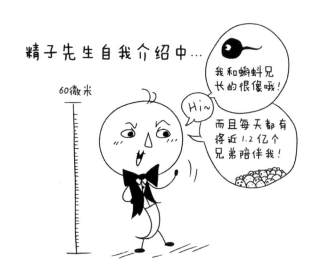

种必要的顶体反应。被激活的酶沿着输卵管的方向徐徐前进，为精子进入卵子开路。顶体膜任何地方的异常都会导致男性不育。

50. 精子是如何运动的?

专家回复：精子运动功能的实现与精子结构密切相关，只有结构正常的精子才能具有良好的运动功能和受精能力。精子的结构在光学显微镜下，大体分为头尾两部分。精子的核位于头部，由染色质高度浓缩而成，内含有遗传物质。精子的尾部是精子的运动装置，实现精子的运动功能。精子尾部鞭毛以一种协调顺序反复传播正弦波。这样，鞭毛内产生的能量（磷酸化合物三磷酸腺苷–ATP）来决定和调节精子的运动。鞭毛有解剖学上纵行排列的收缩蛋白质、粗大纤维和与它相关联的微丝及微管。因此为了克服诸如精子通过宫颈黏液这样的黏性腔液的阻力，就需要有这样的推动力。精子细胞为了有效地向前运动，必须使运动波达到协调，并作为发育过程中的一个结果保持下来。精子的运动速度也可能受到鞭毛运动频率变化的影响。

目前主要采用显微镜下人工和计算机辅助分析检测精子活力。一般在精液液化后尽快进行活力检测，最好在 30 分钟内，任何情况下都应该在射精后 1 小时内检测，以免外界因素对精子活力的有害影响。精子活动力等级呈前向运动、非前向运动和不活动的精子。每个精子的活动力按照以下分级：

前向运动：精子主动地呈直线或沿一大圆周运动，不管其速度如何。

非前向运动：所有其他非前向运动的形式，如以小圆周泳动即相当于在原地转圈或者只能看到尾部摆动。

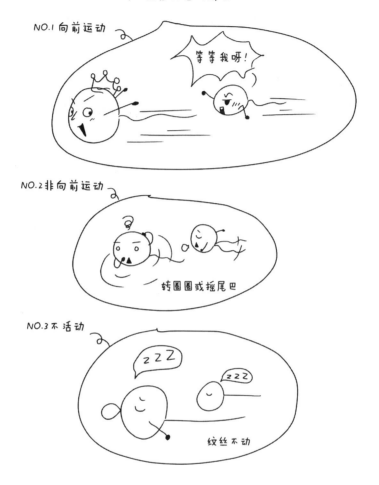

精子兄弟的活动情况

NO.1 向前运动

等等我呀!

NO.2 非向前运动

转圈圈或摇尾巴

NO.3 不活动

ZZZ

ZZZ

纹丝不动

不活动：没有活动，静止状态。

精子总活动力包括前向运动和非前向运动的精子达到40%，前向运动精子达到32%。低于以上标准，就是弱精症。

51. 什么样的精子是正常的?

专家回复：精子呈蝌蚪样，正常形态的精子包括头、颈、主段和末段。肉眼是看不清精子形态的，需要通过光学显微镜来观察精子，一般很难观察到精子的末段，因此可认为精子是有头部、中段和主段组成，只有这三部分都正常才认为精子是正常的。精子的头部外形应该是光滑的，轮廓规则，大体上呈椭圆形，由顶体、核和后顶体鞘组成。顶体清楚，顶体帽覆盖头部表面的 40% ~ 70%，在精子头部前端呈透亮区。头长 3 ~ 5μm，宽 2 ~ 3μm，长宽比为 1.5 ~ 2：1，长宽比值是判断精子形态是否正常的重要数据之一。体中段细长，不到头宽的 1/3，轮廓直而规则，与头纵轴成一直线，大约与头部长度相等。主段应该比中段细，均一，外观规则而不卷曲，一般长 45μm，无锐利的折角。人类精液标本中含有各种各样畸形的精子，而且通常是多重的。精子异常发生和附睾的病理改变会导致精子畸形率的升高，畸形形态的精子一般会导致较低的受精潜能。精子缺陷的类型最常见有头部缺陷：大头、小头、锥形头、梨形头，有时还会出现双头、顶体过大或过小（小于头部的 40%，或大于头部的 70%）等，头部出现空泡物（超过 2 个）为异常；颈部和中段的缺陷：中段呈不对称地接在头部，或偏粗、偏细、锐角弯曲等，或者以上缺陷的组合；主段缺陷：短小尾巴、多条尾巴、卷曲状、锐角弯曲状等或以上缺陷的任何组合；此外，大部分精子还伴有过多不规则的细胞浆，称为胞浆残留。胞浆的大小超过头部的 1/3，即为过量胞浆残留。各种异常的精子对其运动及受精过程均有影响。

 52. 一次精液检查的结果能评估男性精液的质量吗？

专家回复：不能，男性精液的质量不是恒久不变的，而是时时波动的，它受到大量不可控制的异变因素的影响，如环境、疾病、药物治疗以及心理压力等，精液检查各项指标的波动较大，通常需要检查 2 ~ 3 次精液标本后才有助于分析其精子的临床状态。间隔 2 ~ 3 个星期，有助于发现那些精液质量时好时坏的人，在治疗时未雨绸缪。而且，患者如需做几次精液检查最好去同一实验室，因为各实验室精液检查结果可能存在较大的差异和评价标准不一。

53. 精子多少是正常的?

专家回复：每次射精的精子总数和精子浓度与妊娠时间和妊娠率存在联系，并且可以预测受孕。对于正常射精，当男性输精管道是通畅的且禁欲时间短的时候，精液中精子的总数与睾丸的体积相关。正常精液中精子数量在 1500 万 /ml 以上，精子数少于 1500 万 /ml，则为少精子症。精子由睾丸产生，精浆是由前列腺、精囊腺和尿道球腺分泌产生。精浆里含有果糖和蛋白质，是精子的营养物质。另外，精浆中还含有前列腺素和一些酶类物质。因此，精子浓度受到精囊腺和前列腺分泌量的影响，不是衡量睾丸功能的特异性指标。正常的精液呈乳白色、淡黄色或者无色，每毫升精液中的精子数一般在 6 千万至 2 亿个。在室温下精子活动力持续 3 ~ 4 小时。精子浓度乘以整份精液的体积可以得出精子的总数。每次射精精子总数在 39×10^6 以上是正常。如果在两张重复玻璃片显微镜下均未观察到精子，疑为无精子症，但是无精子症只是指射出的精液里没有精子，而不是指睾丸没有生成精子的能力。通常我们所指的无精子症仅指的是精液标本经离心后的沉淀物中没有发现精子，确诊需要通过睾丸活检看是否有无精子。如果离心后发现有精子，称为隐匿无精子症。

54. 精子存活多少是正常的?

专家回复：精子分为有活动精子和非活动精子，非活动的精子还包括了死精子和活精子。存活的精子指的是活动精子和可能部分不活动精子的总和。精子的存活率是通过检测精子膜的完整性来评价，对于活动力差的精子，前向运动的精子小于 40% 的精液标本特别重要。精子膜完整性越好，精子存活率越高。实验室较为简单的方法是通过伊红染色技术来鉴别活精子与死精子，活精子膜完整，染料不易通过细胞膜，精子头部呈白色；死精子头部染液渗透，头部呈粉色或红色。存活精子的比率（存活率）至少达到 58%。作为染料拒染法的替代试验，精子低渗肿胀实验（hypo-osmotic swelling test，HOST）能更有效地反映精液中死、活精子的比例，它能避免精子染色导致活、死精子的辨别误差。膜完整的精子在 5 分钟内发生膨胀，在 30 分钟内所有尾部的形状是稳定的，发生膨胀的精子尾部卷曲即为活精子。

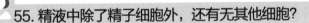

55. 精液中除了精子细胞外，还有无其他细胞?

专家回复：有，大多数人精液中除了精子细胞外，还存在少量的白细胞、支持细胞、脱落上皮细胞和精母细胞等，部分异常患者中还可见精原细胞。所谓细胞，是由细胞膜、细胞质、细胞核组成的。实验室通过巴氏染色将白细胞与精子细胞和精原细胞鉴别开来，主要基于着色、核的大小及形态的不同。显微镜下，白细胞为圆形，且较大，中间有不定形的细胞核，可呈单核或多形核，多形核白细胞在形态上容易与多核精子细胞混淆，但多形核白细胞染色呈浅蓝色，而精子细胞呈浅红色。通过定量试验过氧化物酶实验可以检测白细胞的数量，白细胞浓度超过 1.0×10^6/ml，提示可能伴有感染和精子质量差、活力下降。精液中精母细胞和精原细胞的比例过多，而正常精子细胞较少，提示精子生成障碍。

56. 什么是精子 Y 染色体微缺失?

专家回复：人类有 46 条染色体，22 对常染色体，两条性染色体（女性为 XY，男性为 XY），Y 染色体不仅是性别决定的关键因素，也在人类精子发生过程中发挥重要作用。无精子因子（AZF）基因位于 Y 染色体的长臂区域内，Y 染色体无精子因子（AZF）微缺失是不育男性患者的重要遗传因素之一，包括染色体长臂（AZFa、AZFb、AZFc）三个区域，当这些区域内中的一个或者多个位置发生障碍，造成少弱精症甚至无精子症，最终导致患者不育。有相关的资料显示，少精子症和无精子症患者约有 8% 染色体微缺失率。AZF 区不同亚区的缺失与不同程度的精子生成障碍有关。AZFa 的缺失较罕见，该区缺失可导致少精子症和唯支持细胞综合征；AZFb 微缺失会导致精子成熟阶段受阻，睾丸活检病理均提示，生精细胞基本消失，未见精子。AZFb 缺失会导致精子发育停滞于精原细胞阶段，无法生成成熟精子。AZFc 区缺失频率最高，占染色体微缺失 9% ~ 30%，患者主要表现为极度少精子症和无精子症。实验室通过对患者外周血液提取的基因组扩增，筛查少、弱精患者有无 AZFa、AZFb、AZFc 的缺失。

57. 精子的抗原检测指的是什么?

专家回复：所谓抗原，从免疫学观点看，凡胶体大分子，分子量超过 10kDa，表明具有一定化学结构，尤其是含有苯环结构的氨基酸且是异种、同种异体或结构改变的自身远隔成分的自体蛋白质，均可成为抗原。精液由精子和精浆组成。精子和精浆均含有大量的蛋白质，因此这两部分含有多种抗原。男性生殖系统存在"血 – 睾屏障"，它是由相邻的支持细胞基部牢固而紧密的连接构成，它还包括血管内皮基膜、结缔组织和曲细精管基膜，血－睾屏障相当于一个隔膜，不允许屏障两侧的物质相互接触。血－睾屏障可防止精子与免疫系统接触，以致淋巴细胞不能识别精子抗原。因此，尽管在精子发生中有一些新抗原形成，但在正常情况下，精子被阻挡在男性生殖道内，与免疫系统隔绝，成为隐蔽抗原，不引起自身免疫反应。如果这种屏障被破坏，可导致免疫反应的发生，引起抗精子抗体的出现，从而导致不育。临床上常见的疾病有输精管结扎术、生殖道感染、精索静脉曲张、生殖道损伤、隐睾症等。抗精子抗体可存在于血清、精浆、宫颈黏液和精子表面。实验室可检测血清和精浆中的抗精子抗体。

58. 抗精子抗体如何检测?

专家回复：通过混合抗球蛋白反应、直接或间接免疫珠实验以及酶联免疫吸附测定法可检测抗精子抗体。如果精子在显微镜下表现有凝集现象（如活动精子以头－头、尾－尾或混合的形式相互黏附），精子抗体就可能存在，但有些没有凝集现象的精子也可能存在精子抗体。同样的，精子凝集也可以由其他非精子抗体原因造成。仅依据存在精子抗体，

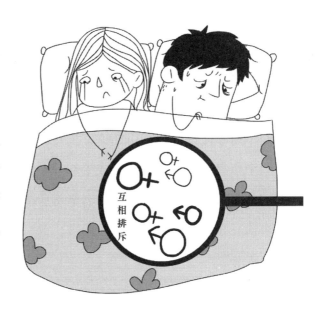

对诊断精子自身免疫是不够的。有必要证明抗体严重干扰影响精子的受精功能等，通常可以通过精子－宫颈黏液穿透实验来检测。评估同房后女性在月经中期宫颈黏液内精子的数量和活力，同房后如果黏液中没有观察到精子表现为阴性或同房后 9 ~ 14 小时子宫颈内黏液存在任何快速前向运动精子，可以排除由精子自身免疫因素导致的不育的可能；若观察到非前向运动精子显示为颤动现象，提示宫颈黏液中或精子表面可能存在抗精子抗体。

59. 内分泌激素对精子的生成有影响吗?

专家回复：睾丸是由内分泌细胞和生殖细胞组成的双重器官。内分泌细胞包括间质细胞和支持细胞，分泌雄激素和各种促进生精的因子。精子的发生受到神经内分泌的调节和精子发生相关基因的调节，在生理情况下，下丘脑、垂体及睾丸的内分泌激素形成完整的反馈调控系统，促进和调节精子的发生和成熟，这就是所谓的下丘脑－垂体－睾丸轴。下丘脑合成和分泌的促性腺激素和催乳激素释放激素等作用于垂体前叶的靶细胞，促使其合成卵泡刺激素、黄体生成素和催乳素。这些激素协调促进睾丸的 Leydig 细胞合成睾酮，睾酮释放后，一部分被选择性输送到睾丸的曲精小管中，与曲精小管内的雄激素受体结合及管腔中的雄激素结合蛋白结合，促使精子发生。在精子发生的维持和启动中卵泡刺激素及黄体生成素起着相当要重要的作用。所以下丘脑促性腺激素缺乏，精子的启动和维持所需要的营养物质缺乏，从而导致无精症和少精症。对于精液异常，少、弱精患者还需做相关的内分泌激素检查。

3O1 健康科普丛书——不孕不育

60. 精液常规检查正常的精子就能正常受精吗?

专家回复：精液分析结果正常并不表示精子完全没有任何问题或不孕的原因全在女方，因为精液分析只是检查精子结构和功能的其中几个显而易见的有临床意义的参数，而仅凭以上几个参数并不能100%准确地预测精子使卵子受精的能力。受精过程是生命得以延续的基础，精子具有运动功能到达输卵管及获能是精子自然受精的两个先决条件。精子在附睾运行和储存过程中，已获得了受精能力，但由于附睾分泌一种物质，附于精子表面，暂时抑制了它的受精能力。这种物质称为去能因子，只有当精子运动到女性生殖道，去能因子对精子受精能力的抑制作用才被解除，最终获得受精能力。受精是严格有序的生理过程，包括精子和卵子的识别、顶体反应、精卵结合及两性原核的形成与融合，相当于两个异性需相互认识接触才能结婚生活。精子和卵子的识别是靠精子细胞膜表面与卵子透明带表面特殊的相互识别装置，精子表面的配体和卵子透明带上精子受体的结合而实现。精子顶体位于精子核的前面，精子一旦获能后，精子就开始顶体反应，通过顶体反应释放一种酶去溶解消化卵子细胞外基质和透明带，使精子和卵子融合。如果精子的顶体反应不正常时，即使其数量、活动率、畸形率全部正常，也多半不能自然地使卵子受精，因为这些精子不能溶解包裹卵子的细胞、穿入卵子内。由于顶体反应这一试验较复杂、费时，故没有纳入常规检查中。目前，科学家们仍在努力寻找既能更准确地预测精子使卵子受精的能力，又简单易做的检验方法。

61. 有射精就有生育力吗?

专家回复:有些夫妻能过性生活,可射精,女方检查也没什么异常,但不能生育。这是为什么呢?通常来说,有射精,多数有生育力,但少数人有射精没有生育力,其原因有:①各种原因引起的少精症或无精症:由于无精子生成或精子生成减少,虽有射精,但精液中无精子或精子数量过少,也可造成不育。②输精管阻塞:虽然睾丸有精子生成,但由于精子的输出管道阻塞,精子不能排出体外,可导致不育。③精子流出通道异常:睾丸能生成精子,也能射精,但精液不能射入女性阴道内,而是射在阴道口外,如先天性异常尿道上裂等。④逆行射精:射精时有射精感觉,但精液从后尿道逆流入膀胱,而导致不育。

 62. 射精时先后排出的精液有何不同?

专家回复:从精子质量考虑,先后排出的精液所含精子浓度很不相同。一般来讲,刚开始射出的精液所含精子的浓度较高,精子的活力和存活力也较好,故这部分精液的质量较高。但是,有一部分人却是后排出的精液质量高。因此,这就需要分段收集精液,分别加以检查,选择质量好的一部分精液加以使用。对于精子密度较低的男性,为了提高精子密度,增加机会,可采取性交射精出第一部分精液后,立即将阴茎拔出阴道让后段精液排于体外的方法,以便精液的浓度不被稀释。如果经检查是后排出的精液质量较高,可采用分段收集精液的方法,用质量好的那部分精液进行人工授精。

63. 脆弱的精子怕感染吗?

专家回复:怕感染,引起男性生殖道感染的病原体有淋球菌、结核杆菌、病毒、支原体、衣原体、滴虫、葡萄球菌、不动杆菌、肠杆菌科细菌等。生殖道感染首先影响精子的生成,造成少精症;其次是引起精液液化延迟或不液化,精子凝集致使精子的活动力降低;第三,影响男性性腺分泌的精液减少,精液质量降低,导致精子的活动力减低。比如,艾滋病病毒感染,则会导致睾丸的生精功能损伤,精子的生成减少,精子的活力减低。疑有细菌感染患者的精液需要通过染色镜检、培养及免疫荧光法来确诊。

64. 精浆异常对精液质量有影响吗?

专家回复:精液包括精子和精浆,精子或精浆的异常都可导致质量差的精液,异常精子可以由睾丸生成,或在附睾的睾丸后精子损伤,或附性腺分泌物排放所致。附性腺的分泌物可以用来检验腺体功能,例如,柠檬酸、锌和酸性磷酸酶反映前列腺功能;果糖和前列腺素反映精囊腺功能;中性 α - 葡萄糖苷酶反映附睾功能。通常采用分光光度检测法测定分泌物浓度。

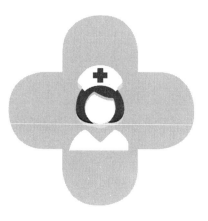

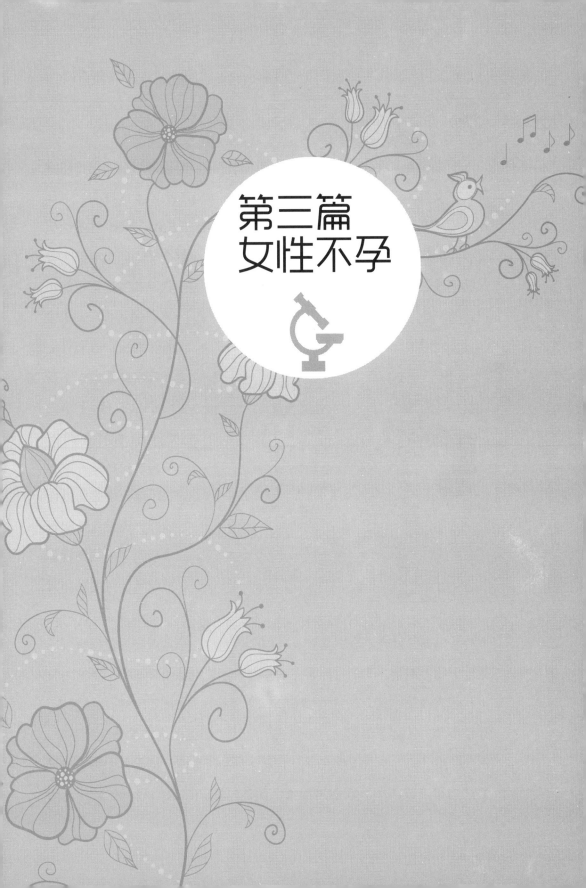

第三篇
女性不孕

65.女性不孕因素有哪些?

专家回复：女性不孕因素以排卵障碍和输卵管因素居多。①排卵障碍：占女性不孕原因的 25%～35%，排卵功能紊乱导致不排卵，主要原因有下丘脑－垂体－卵巢轴功能紊乱，包括下丘脑、垂体器质性病变或功能障碍，先天性卵巢发育不全、多囊卵巢综合征、卵巢早衰、卵巢功能性肿瘤、卵巢不敏感综合征等，肾上腺、甲状腺功能异常也能影响卵巢排卵。②输卵管因素：输卵管阻塞或输卵管通而不畅约占女性不孕原因的 1/2。淋病奈瑟菌、结核分枝杆菌、沙眼衣原体等引起的慢性输卵管炎导致输卵管伞端闭锁或输卵管黏膜破坏，可使输卵管完全阻塞导致不孕。

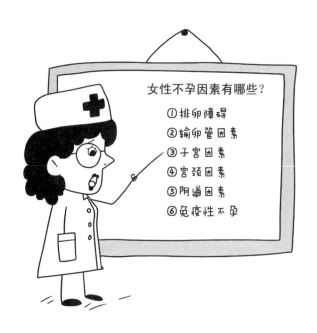

此外，输卵管发育不全、盆腔炎性疾病后遗症、子宫内膜异位症也可导致输卵管性不孕。③子宫因素：子宫畸形、子宫黏膜下肌瘤、子宫内膜炎、子宫内膜结核、子宫内膜息肉、宫腔粘连等均能影响受精卵着床，导致不孕。④宫颈因素：宫颈息肉、宫颈肌瘤可阻塞宫颈管导致不孕，宫颈黏液分泌异常、重度宫颈炎症及宫颈黏液免疫环境异常，影响精子通过均可造成不孕。⑤阴道因素：阴道畸形如阴道横隔、先天性无阴

301健康科普丛书——不孕不育

道、处女膜闭锁、阴道瘢痕性狭窄等可影响性生活并阻碍精子通过，严重的阴道炎降低精子活力，大量白细胞、炎性细胞缩短精子在女性生殖道生存的时间而致不孕。⑥免疫性不孕：由于生殖系统的自身免疫或同种免疫所引起的精子、精浆或受精卵抗原物质进入循环产生抗体，使精卵不能结合或影响受精卵着床。某些孕妇血液中存在多种自身抗体，可能阻止精子卵子结合而影响受孕。

 66. 输卵管在受孕中的作用是什么?

专家回复：自然受孕必须要有至少一条正常的输卵管，包括输卵管通畅、平滑肌正常蠕动及上皮细胞纤毛的正常摆动，输卵管通过完成摄取卵子、输送卵子及受精卵、运输精子并激活精子来参与正常的自然受孕过程。卵子由卵巢排出后，输卵管肌肉韧带收缩使输卵管伞部移向卵巢表面，输卵管黏膜纤毛的摆动及输卵管的负压状态使得卵子被捕获进入输卵管。在输卵管肌肉收缩和纤毛同向摆动的作用下，卵子被运送至输卵管壶腹部等待精子的到来。精子进入阴道，穿越宫颈进入宫腔最终到达输卵管，在宫颈黏液及输卵管液的共同作用下获能即获得使卵子受精的能力后，找到卵子完成受精。受精卵在输卵管内停留2天左右，依靠输卵管液中的各种营养物质发育至桑葚胚后即被输卵管肌肉收缩蠕动以及纤毛的摆动送入宫腔种植。此过程受到雌、孕等多种激素的调控以及自主神经的调节。

 67. 输卵管性不孕的病因有哪些?

专家回复：感染性病因是输卵管性不孕的主要原因，包括产科感染及妇科感染。产科感染往往由于不规范人流及药流、放置宫内节育器、产伤、产褥感染等致微生物上行播散引起输卵管炎、输卵管积水积脓；妇科感染往往由性传播疾病引起，最常见的病原体有衣原体、淋病奈瑟菌等，在明确诊断的输卵管粘连中有相当一部分是继发于性传播疾病的感染性盆腔炎症。结核性输卵管炎多数继发于幼年时肺结核的原发病灶，经血行、淋巴扩散至盆腔后最易侵犯输卵管造成输卵管僵直、黏膜受损或管腔堵塞。此外，输卵管还可能受到盆腹腔内其他器官炎症的影响而发生粘连、闭塞，最常见的有阑尾炎穿孔或腹腔脏器穿孔造成腹腔炎遗留粘连等。非感染性原因主要包括子宫内膜异位症、子宫肌瘤、输卵管手术及先天性输卵管发育异常造成的输卵管不通或功能障碍。

68. 输卵管通畅性的检查方法有哪些？

专家回复：输卵管通畅性检查包括输卵管通液、输卵管碘油碘水造影、超声声学造影及宫腹腔镜下输卵管通液术检查。此类检查一般于月经干净后 3 ~ 7 天内进行。月经干净 3 天时子宫内膜已全部修复愈合，此时行宫腔注液操作可避免液体或造影剂进入子宫血管发生栓塞意外，严重的栓塞可能导致休克甚至危及生命。另外，月经未干净行宫腔注液可能诱发子宫内膜异位症或子宫及盆腹腔感染。月经干净 7 天内，子宫内膜较薄不易因内膜生长过厚而阻塞输卵管口，造成输卵管不通的假象，从而降低检查的准确性。月经干净 7 天有可能已过排卵期，宫腔注液可能影响卵子下行或受精卵着床而导致异位妊娠，因此患者应自月经来潮日开始禁性生活。此类操作需由体外向宫腔、腹腔注液，本身就存在引起感染的风险，且部分患者对检查过程耐受差，所以应详细询问病史确定患者是否需要进行输卵管通畅检查，并在术前对患者进行妇科检查了解子宫及盆腔情况，化验血常规、阴道分泌物清洁度以及真菌、细菌、滴虫、衣原体等微生物检查，排除全身及生殖系统感染。术前排空膀胱，常规消毒外阴、阴道、宫颈并探宫腔，通常采用双腔气囊软导管，术后可酌情应用抗生素，应禁性生活及盆浴 2 周。

输卵管通液检查通过导管向宫腔内注入抗生素溶液（包括地塞米松、庆大霉素、生理盐水等）20 ~ 30ml，根据推注液量、阻力大小、有无反流及患者的感觉判断输卵管的通畅、阻塞或通而不畅。由于其诊断标准主要依靠操作者的主观感觉，无直视指标，准确性低，不能确定是一侧或双侧输卵管病变，如遇输卵管积水时虽能顺利注入液体不反流，但可能均进入积水腔而发生错判。临床上已不作为主要检查方法，只可作为原发不孕患者的初步筛查方法，有时也可对轻度输卵管粘连起到疏通作用，但应避免短期内反复多次大量通液，这并不能增加输卵管疏通率反而会有形成输卵管积水的风险。

子宫输卵管碘油造影（HSG），与碘水造影相同，均在 X 线透视盆腔的同时将碘油或碘水经宫颈缓慢注入宫腔 10ml 左右，随着造影剂的进入，可见子宫输卵管显影，直至造影剂从输卵管伞部滴出进入盆腔。在此过程中摄片，使用碘化油造影者 24 小时后待造影剂弥散至整个盆腔再拍摄延迟片。造影可观察到宫腔有无病变和输卵管通畅情况，但不能准确反映盆腔内病变及粘连程度。采用碘制剂造影前必须进行碘过敏皮试，阴性者方可使用碘造影剂。与碘水相比，碘油密度大、摄片效果好，造影后妊娠率优于碘水。碘水显影操作与碘油造影相同，但碘水显影较快，操作时可迅速见到碘水自输卵管进入腹腔，20 分钟后即摄延迟片，拍片要抓住时机以免影响诊断。基于上述碘油的优势我们推荐使用碘化油进行子宫输卵管造影，HSG 应作为评价输卵管通畅性的首选筛查方法。HSG 最严重的并发症是造影剂进入血液循环发生肺栓塞可能会危及生命，但其发生率很低并且只要严格掌握 HSG 适应证、禁忌证，安排合适的造影时间并操作轻柔、推注缓慢是可以预防和避免的。多数患者更关心的是 HSG 后多久可以妊娠，尽管 HSG 过程中使用了 X 射线直接照射盆腔，但只要做检查的月经周期禁止性生活，避免检查过程中受孕即可。女性卵子细胞在未被募集选择排卵之前，遗传物质的复制处于静止状态，此时的细胞对外部射线是不敏感的，再加上 HSG 检查过程一般较快，患者所受射线剂量很低也不足以引起致畸后果。HSG 对不孕症患者在检查的同时还附加了些许治疗作用，包括造影时对宫颈的扩张牵拉、造影剂对输卵管的机械冲刷和局部杀菌作用。有研究表明，HSG 后 1 年内，尤其是前 3 ~ 6 个月内妊娠率较高，所以大可不必担心射线的影响而在 HSG 后连续避孕数月，这样反倒错失了 HSG 后自然受孕率最高的时期。

输卵管超声造影术是指用水或声学造影剂在超声监测下行输卵管通液术，根据所产生气泡或液体流经宫腔和输卵管时发出的声像变化，观察其动态变化，判断输卵管的通畅程度。采用该方法评价输卵管通畅性效果优于单纯的输卵管通液，操作简单安全，通常可用于碘过敏无法进行输卵管碘油造影的患者。

宫腔镜下输卵管通畅检查是在宫腔镜下找到两侧输卵管开口，将输卵管导管插入输卵管口注入亚甲蓝，视其有无阻力或有无回流判断输卵管通畅度。该方法可确定液体进入哪一侧输卵管内且避免了因输卵管口痉挛造成的误诊，但同时也存在无法明确输卵管伞端开口处及盆腔情况的缺陷。

腹腔镜下输卵管通液术是在全麻下用腹腔镜对盆腔及子宫输卵管卵巢进行直视检查，使用亚甲兰做输卵管通液，观察双侧输卵管伞部是否有蓝色液体流出来，判断输卵管通畅程度。腹腔镜下输卵管通液术是输卵管检查的金标准。

69. 输卵管性不孕的治疗有哪些?

专家回复：根据患者年龄、卵巢储备功能、输卵管的病变程度和部位、盆腔炎症粘连累及范围和程度以及社会经济情况决定治疗的方式。对于不孕时间较短、输卵管通而不畅、一侧输卵管阻塞但对侧通畅的年轻患者可指导患者排卵期同房，也可同时行适当的促排卵治疗以增加受孕机会。对于输卵管近端阻塞的患者可以采取宫腔镜、超声、X线引导下或输卵管镜引导下进行经宫颈输卵管插管疏通术，但有造成输卵管损伤，甚至急性炎症、盆腔粘连的可能。随着腹腔镜在临床上的普遍应用，其在不孕症的诊断、治疗中起到日益重要的作用。腹腔镜不仅可以结合输卵管通液检查直视下对输卵管通畅作出确定的诊断，同时还能全面精确的评估盆腔各器官的病变性质与程度，术中发现问题还可直接行输卵管、盆腔粘连松解术，输卵管造口、成形术及输卵管吻合术等治疗。当输卵管病变严重时，如严重输卵管粘连、输卵管积水积脓等可行输卵管结扎或切除术。对于经手术修复疏通输卵管后 12 个月仍不孕者、年龄较大者、盆腔输卵管疾病严重者应尽早行体外受精 – 胚胎移植助孕治疗。

70. 子宫因素不孕有哪些?

专家回复：包括子宫畸形、子宫黏膜下肌瘤、子宫内膜炎、子宫内膜结核、子宫内膜息肉以及宫腔粘连等影响受精卵着床而导致不孕。①子宫畸形：先天性无子宫、始基子宫没有孕育后代的场所而无法生育。

子宫较小，少数患者可通过长期应用人工周期刺激子宫增大后受孕。双子宫、双角子宫、中隔子宫、单角子宫及残角子宫亦可有正常受孕分娩活胎者，如发生不孕、反复流产或残角妊娠破裂者需行子宫整形术或残角子宫切除。②子宫黏膜下肌瘤可能造成经量增多、经期延长影响受精卵着床，或脱出宫腔堵塞宫颈口妨碍精子进入宫腔而导致不孕，可行宫腔镜手术切除。③子宫内膜病变：子宫内膜炎为微生物上行感染导致内膜充血水肿，有大量炎性渗出甚至内膜坏死脱落，影响精子活动并干扰受精卵着床，应在急性期就规范应用抗生素彻底治疗，以免迁延不愈为慢性炎症则很难根治；子宫内膜息肉是指局部的子宫内膜腺体和间质以及伴随的血管过度生长，突入到子宫腔内，可单发也可多发弥漫整个宫腔，内膜息肉形成可能与炎症、内分泌紊乱，特别是体内雌激素水平过高有关，表现为月经紊乱或经血淋漓不净，从而干扰受精卵着床；不规范操作的人工流产、多次刮宫或宫腔手术引起的内膜机械性损伤难以再生达正常厚度以及宫腔粘连严重影响受孕，导致难治性、顽固性不孕。

71. 宫颈因素不孕有哪些?

专家回复：子宫颈作为精子通过的第一道关卡，其解剖生理上的任何改变均影响精子通过。①宫颈管闭锁狭窄：先天性的宫颈发育不良致宫颈管闭锁狭窄很少见，多数为后天造成，如人流时负压吸宫造成宫颈黏膜受损，宫颈炎行电灼、激光、冷冻治疗过深导致宫颈管粘连、狭窄甚至闭锁，造成经血无法流出引起相应临床症状，同时也阻碍精子进入宫腔引起不孕。另外，宫颈管息肉、宫颈肌瘤或脱出宫腔的黏膜下肌瘤可机械性堵塞宫颈口而影响精子进入。②宫颈管位置异常：常常伴有子宫体位置异常，慢性盆腔炎性疾病或子宫内膜异位症等引起子宫极度后倾后屈，使宫颈外口贴向阴道前穹窿，造成后穹窿变浅失去贮精池作用，不利于精子上行而导致受孕率低或不孕。③慢性宫颈炎：是妇科的常见病，一般不影响受孕。正常宫颈黏液为碱性，其中富含葡萄糖及其他营养物质适于精子存活、为精子穿越宫颈提供能量并帮助其获得使卵子受精的能力。严重宫颈炎症可能产生大量炎性脓性分泌物改变宫颈黏液性状干扰精子运动、获能而影响受孕。

72. 宫颈糜烂会造成不孕吗?

专家回复：很多患者对自己患有"宫颈糜烂"非常重视，认为会因此导致不孕并要求彻底治疗该病。其实宫颈糜烂是对宫颈柱状上皮异位的通俗化描述，与阴道内的鳞状上皮相比，宫颈柱状上皮细胞外观呈细颗粒状的红色区。青春期后受雌激素

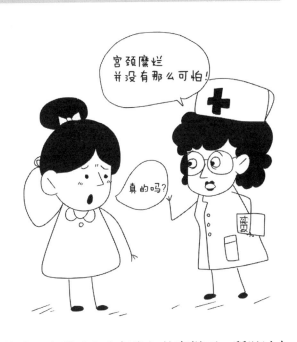

的作用宫颈柱状上皮发生外移，肉眼看上去似发红的糜烂面，所以过去称宫颈糜烂，而实际上这并非真性糜烂。目前"宫颈糜烂"这一诊断名词已经从教科书中取消，而以"宫颈柱状上皮异位"取代并认为这是一种生理现象，宫颈上皮外观及细胞界线会根据月经周期激素水平的变化、生育期、绝经期而发生相应的改变。另外，患者对"宫颈糜烂"的

重视还源于对宫颈癌的恐惧，由于"宫颈糜烂"常常会有和宫颈癌前病变、早期宫颈癌相同的临床症状如接触性出血，只要每年定期复查宫颈细胞学检查，排除宫颈癌前病变及宫颈癌，所谓宫颈糜烂是不需要特殊处理和治疗的。

73. 阴道异常如何引起不孕?

专家回复：阴道炎会引起不孕吗？阴道是进行性生活的通道，阴道先天发育畸形如处女膜闭锁，阴道纵隔、横隔以及先天性无阴道影响而导致不孕者，需要通过手术矫正。正常育龄期妇女阴道具有天然的自净功能及自然防御机制。正常阴道内有多种细菌存在，阴道处于生态平衡状态，雌激素使阴道上皮细胞分泌糖原，乳酸杆菌将其转化为乳酸以维持阴道正常的酸性环境，抑制其他病原体生长。阴道生态平衡一旦被打破或外源性病原体侵入即可发生阴道炎症。阴道炎本身并不能引起不孕，但当严重的阴道炎症尤其是性传播疾病致病原体上行感染内生殖器，或者由于阴道炎症引起的不适感影响性生活的进行则会间接地降低受孕率。还有理论认为，阴道炎性、脓性分泌物中的炎性细胞可能会吞噬精子或至少降低精子的活动力。所以，生育期妇女应勤换洗消毒内裤并保持性生活卫生，避免滥用抗生素以及频繁阴道冲洗，因为这些并不能使阴道更"干净"，反而会打乱阴道自身菌群平衡而引起反复发作的阴道炎。

74. 子宫内膜异位症和子宫腺肌症是什么? 会导致不孕吗?

专家回复：子宫内膜异位性疾病包括子宫内膜异位症和子宫腺肌病，两者均是由具有生长功能的异位子宫内膜所致，临床上常常并存。子宫内膜异位症指具有活性的子宫内膜组织出现在子宫内膜以外的部位，本病患者不孕率高达 50%。每次行经时异位的内膜和子宫里面的内膜一样也会发生周期性的出血，但由于血液不能外流，在局部刺激周围纤维组织增生，发生粘连，形成囊肿或紫褐色斑点、结节等异位病灶。这种异位病灶可侵犯全身任何部位，以卵巢及宫骶韧带最常见。卵巢的异位病灶长期反复周期性出血，形成单发或多发囊肿型的典型病变，称为卵巢子宫内膜异位囊肿，内含暗褐色、似巧克力样糊状陈旧血性液体，故又称卵巢巧克力囊肿。每当经期囊肿内出血增多，囊腔内压力增大容易发生破裂，囊内容物流出刺激腹膜发生局部炎性反应和组织纤维化，导致卵巢与邻近的子宫、输卵管、阔韧带、肠管等紧密粘连，致使卵巢固定在盆腔内活动性差，影响卵巢正常排卵同时造成输卵管周围粘连或堵塞不通而导致不孕。即使没有上述改变的隐性内异症也会发生不孕，主要是由于异位的内膜组织产生前列腺素可抑制卵泡增长影响输卵管蠕动，盆腔内的周期性出血不能外流改变了盆腔微环境从而影响精卵结合及运送，诱发自身免疫反应导致抗子宫内膜抗体增加而破坏子宫内膜正常代谢及生理功能、卵巢功能异常导致排卵障碍和黄体形成不良等。育龄期妇女有继发性痛经进行性加重、慢性盆腔痛、不孕等问题，盆腔检查子宫后倾固定、扪及囊肿或盆腔触痛结节即可诊断子宫内膜异位症，经阴道超声、血清 CA125 测定可辅助诊断，腹腔镜检查是目前诊断内异症的最佳方法。腹腔镜检查可评估病变的范围、进行临床分期，特别是有助于提高微小病灶、非典型病灶的诊断率。子宫内膜异位症伴不孕的处理基于三步原则：①首先是腹腔镜或开腹手术，确诊内异症、最大限度地清除病灶、重建盆腔解剖利于妊娠。②使用 GnRHa 类药物等抑制子宫内膜异位病灶，降低复发率。③手术 1 年后仍未孕者应尽早进行助孕治疗，对于轻度内异症患者助孕治疗首选促排卵结合宫腔内人工授精，3 ~ 4个周期仍未孕者或中重度内异症患者、年龄超过35岁者、不孕年限较长者以及伴有输卵管因素、男性因素不孕者，应尽早进行体外受精 - 胚胎移植助孕治疗。

子宫腺肌病是指子宫内膜侵入子宫基层，多发生于经产妇，约15%合并子宫内膜异位症。尽管其多发于40 ~ 50岁经产妇，但近年来常可见到40岁以下的年轻不育妇女发生该病，这可能与多次人流刮宫以及慢性内膜炎等发生率升高造成子宫内膜基底层损伤有关。异位内膜在子宫肌层弥漫性生长，多累及子宫后壁，故子宫呈球形增大。部分病灶因局部反复出血导致周围纤维组织增生形成子宫腺肌瘤，其与周围正常肌层组织无明显界限，即使手术亦难以彻底切净。主要表现为经量增多、经期延长和进行性加重的痛经。子宫腺肌病最有效的方法是手术切除子宫或子宫腺肌瘤病灶，由于其发病有年轻化趋势，患者常要求保留生育功能。因此，对于年轻的、有生育要求的患者来说药物治疗、保守性手术及介入治疗就显得十分重要。GnRHa类药物是目前治疗子宫腺肌病伴不孕患者最有效的药物，它可使病灶缩小吸收、子宫变软、局部循环改善并提高子宫内膜对胚胎的接受性。连续使用GnRHa类药物3 ~ 6个周期，停药后期待试孕或辅以促排卵及辅助生育技术可获得较高的妊娠率。对于痛经严重、子宫较大的患者可使用GnRHa类药物结合子宫腺肌瘤摘除术增加妊娠机会。子宫动脉栓塞疗法近期效果明显，但对生育功能的远期影响尚待观察。

75. 盆腔炎性疾病如何导致女性不孕?

专家回复：盆腔炎性疾病（PID）是指女性上生殖道的一组感染性疾病，主要包括子宫内膜炎、输卵管炎、输卵管卵巢脓肿、盆腔腹膜炎。淋病奈瑟菌和沙眼衣原体是引起盆腔炎性疾病的主要病原体，入侵外阴、阴道引起阴道炎、宫颈炎产生大量脓性分泌物，可杀死精子或使得精子活力降低，上行蔓延至宫腔内膜、输卵管黏膜、卵巢及盆腹腔，导致输卵管阻塞、输卵管卵巢粘连、输卵管伞端闭锁及积水积脓、盆腔脏器组织广泛粘连等病理改变，PID 多发生在性生活活跃的育龄期妇女，不及时彻底治疗，可导致精子、卵子无法结合，受精卵无法进入宫腔或无法着床种植而发生异位妊娠及不孕。

76. 子宫肌瘤能引起不孕吗？

专家回复：子宫肌瘤是女性生殖系统最常见的良性肿瘤，一般情况下肌瘤是不会影响怀孕的，但当肌瘤较大（直径超过 4cm）引起宫腔变形，或肌瘤生长部位靠近子宫角处压迫输卵管入口可能妨碍精子进入输卵管，黏膜下肌瘤会直接影响受精卵着床，同时黏膜下肌瘤或较大肌瘤使得经量增多、经期延长，间接地干扰着床从而导致不孕。年轻未育妇女行子宫肌瘤摘除术后不能立即怀孕，由于手术造成的子宫瘢痕如未充分愈合，妊娠后随着胎儿生长有子宫破裂的风险，特别是摘除肌瘤数目多、肌瘤较大较深者更应严格避孕至少 1 年，并且妊娠后应及时到医院建立围产保健并在医院分娩。

77. 痛经会造成不孕吗？

专家回复：多数痛经属于原发痛经即生殖器官无器质性病变的痛经，青春期多见，常在初潮后 1 ～ 2 年内发病。而容易引起不孕的是子宫内膜异位症、子宫腺肌病、盆腔炎性疾病引起的继发性痛经。继发性痛经常在初潮后数年才出现症状，多有流产史、宫内节育器放置史或盆腔炎性疾病病史。育龄期妇女有继发性痛经进行性加重、不孕,盆腔检查扪及与子宫相连的囊性包块或触痛结节考虑可能存在子宫内膜异位症,最终确诊还需腹腔镜检查。对于继发于子宫内膜异位症、子宫腺肌症等的痛经应对原发病进行治疗,根据病情决定行腹腔镜手术治疗、人工受精或试管婴儿等辅助生育治疗帮助患者尽早怀孕。

78. 流产后为什么会引起不孕不育?

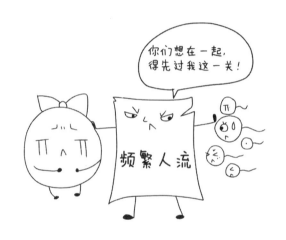

专家回复:约有1/3的不孕妇女有过自然流产或人工流产病史,特别是反复多次的人工流产、药物流产,以及不全流产清宫等宫腔操作将病原微生物带入内生殖器,可能造成盆腔充血感染而引起输卵管炎性病变,最终导致输卵管黏膜损伤、输卵管粘连及阻塞而影响再次受孕。人工流产过程中由于吸宫或刮宫过度可能损伤宫颈管、子宫内膜或子宫体,引起子宫穿孔、子宫内膜受损变薄、宫腔粘连、子宫内膜异位症以及盆腔炎性疾病等。如造成宫颈、宫腔粘连可致输卵管口堵塞、宫腔变形、子宫内纤维化,而更有甚者子宫内膜基底层受破坏内膜无法再生而发生子宫性闭经,最终因精子不能进入、受精卵无法着床而不孕。流产后的宫腔粘连以及子宫内膜受损往往成为影响受孕及助孕成功的顽疾。因此,暂时无生育计划的育龄期妇女一定要做好避孕工作，而丈夫应该配合做好避孕，这也是在爱惜妻子的身体。如果发生意外怀孕需要流产也要及早到正规的医院选择适当的方式终止妊娠，术后配合抗感染治疗并严格禁性生活 1 个月。

79. 使用宫内节育器后会不会造成不孕？

专家回复：宫内节育器（IUD）是放置在子宫腔内的避孕装置，通常以金属、塑料、硅胶等材料制成，有的带有铜、锌或孕激素等活性物质，通过杀精毒胚、干扰着床等作用机制达到避孕目的。目前我国以带铜的节育器为临床首选避孕环。IUD 放到宫腔后一部分人可能出现白带增多、血性白带、经量增多、月经不调及下腹不适等副作用，多数在半年内自然消失。但若无菌操作不严格、技术不熟练、放置不妥或动作粗暴等可能引起子宫穿孔、异位妊娠、感染、输卵管子宫内膜炎症等造成不孕。所以对于未生育的妇女应尽量避免选择 IUD 避孕。

80. 口服避孕药停药多久能怀孕？

专家回复：口服避孕药的激素成分是雌激素和孕激素，通过抑制排卵、改变宫颈黏液性状、改变子宫内膜形态功能、改变输卵管功能达到高效避孕效果，避孕率高达 98% 以上。口服避孕药包括短效和长效制剂两种，由于长效避孕制剂中激素含量高，现渐趋淘汰。很多患者认为口服避孕药一定要停药半年以上才能怀孕，其实不然。停用短效口服避孕药后生育力多立即恢复，停药第一个周期即有 70% 的妇女恢复排卵，3 个月内达 90%。根据药代动力学的研究，口服避孕药停药后对胎儿无影响，出生婴儿畸形率并不增加。发达国家应用短效口服避孕药作为首选的避孕方法，认为对子代没有影响，停药后即能立刻妊娠。妊娠早期意外服药或由于漏服意外妊娠者，分娩婴儿畸形率与未服药受孕者无明显差异。大量的临床研究表明，口服避孕药与出生缺陷之间没有联系，临床应用剂量的口服避孕药无明显致畸作用。近年来随着生殖医学的发展，很多辅助生育助孕治疗在促排卵前会应用口服避孕药 1 ~ 3 个月抑制排卵，以便其后促排卵时可以有更多的卵泡发育成熟，一次取卵的数目增多以提高妊娠机会。我国既往对于避孕药后妊娠问题，一直主张停药后 3 ~ 6 个月才可以怀孕，主要是根据长效避孕药中雌激素的继续作用以及出于计划生育政策的考量。对于短效口服避孕药，没有必要停药后等候 3 ~ 6 个月再妊娠，建议停药后可立即计划妊娠，对于此时期内怀孕者更没有必要因此而做人工流产。长效避孕药中的长效雌激素于停药后 6 个月内可完全从机体内排泄清除，所以推荐停用长效避孕药半年后开始妊娠比较安全。

 81. 子宫后位是否会造成不孕?

专家回复：子宫在体内的位置是前倾前屈，依靠子宫的四对韧带（包括圆韧带、阔韧带、主韧带及宫骶韧带）及盆底肌筋膜维持在盆腔的正常位置。有大概 15% 的妇女子宫为后位，只要子宫活动度好，无症状时不会影响受孕。当子宫极度前倾前屈或后倾后屈时属于异常情况。如果子宫后倾过度不活动，可引起慢性盆腔痛。因子宫内膜异位症粘连致子宫被动后位者可能会导致不孕。多数子宫后位的不孕患者可通过采取特殊的性交体位提高受孕几率，子宫极度后倾后屈排除其他原因不孕者可做子宫悬吊术。

301健康科普丛书——不孕不育

82. 为何经期性交可致不孕?

专家回复:月经期子宫内膜剥脱形成创面,若此时性交危害很大。首先,经期性交容易引起生殖器感染。阴道的酸性环境被经血冲淡,起不到抑制致病菌生长的作用,经血又为病菌生长繁殖提供养料。经期充血性交活动容易造成阴道擦伤感染,宫颈管由平时的紧闭状态变为张开状态,病菌容易通过宫颈上行造成子宫、输卵管甚至盆腔的感染。其次,经期整个盆腔器官均处于广泛充血状态,若再行性交则加重充血,易引起盆腔淤血,产生腰酸背痛,下腹部下坠感和长期慢性腹部不适。性交时由于男性生殖器进入以及性高潮时子宫收缩使得经血流出受阻,倒流入输卵管、盆腔造成子宫内膜异位症、输卵管堵塞从而引起不孕。最后,经期性交使得精子通过子宫内膜破损处接触女性血细胞,使其免疫细胞被致敏产生抗精子抗体,造成不孕。因此,夫妻应避免月经期性交以保护母体的生育能力和健康。

83. 性高潮能增加受孕机会吗?

专家回复:女性性生活时出现性高潮能增加受孕机会。在性高潮时子宫内出现正压,性高潮之后急剧下降呈负压,同时子宫位置升起使宫颈口与精液池的距离更近,有利于精子向内游入宫腔。阴道正常情况下呈酸性不利于精子生存活动,性兴奋时阴道液增多,pH 值升高更适合精子活动。故夫妻双方学习一些性心理及性生理知识,促进妻子性高潮的到来,一方面可提高生活质量,另一方面对提高生育机会也会有帮助。

84. 性交后精液自阴道流出是否造成不孕?

专家回复：由于阴道前后壁平时是相互贴紧的，内腔空间不大，尽管性交时阴道的 2/3 有一定程度扩张，然而在性交结束后就会迅速恢复正常，阴道内不可能容纳多量的液体。男性性交时，每次排出的精液为 2～6ml，刚排出时呈胶胨样的半流体，性交结束阴茎抽出自然会有部分精液外流，但不会全部流出。剩余的精液液化后积存于阴道后穹窿，宫颈浸泡其中，精子便可沿宫颈外口进入宫腔，故不会影响受孕。少数妇女由于子宫极度后倾，使宫颈极度朝前，阴道后穹窿较浅，积存的精液量较少，精液则很难接触宫颈口，可采取性交后维持臀高位 15 分钟。

85. 夫妻性生活次数对受孕有影响吗?

专家回复：育龄期妇女每个月经周期只排一个卵子，只有在排卵期间及前后 1～2 天内的性生活才有受孕机会。有的夫妇为了达到增加受孕机会的目的几乎每天同房，认为每天同房就不会错过排卵期，还有的夫妇为了达到自以为优育的目的，养精蓄锐，只在排卵日同房一次，这些想法都是不对的。性生活次数少精子贮藏时间过久大多数老化活力低，次数多则精液稀释，精子数量减少活力低，两者均不利于受孕。最佳的频次为每周 2～3 次，近排卵期可隔天同房连续 3 次，这样精子质量状态最佳且基本不会错过排卵期。

86. 异位妊娠患者还能正常怀孕吗?

专家回复：异位妊娠是指受精卵种植于子宫体腔内前后壁或侧壁正常种植部位以外的其他子宫部位妊娠和宫外妊娠，最常见部位为输卵管，输卵管妊娠占异位妊娠的 90% 以上。异位妊娠患者再次怀孕发生重复性异位妊娠的风险高达 10% ~ 40%，较普通人群高出 5 ~ 10 倍。因此，多数异位妊娠患者病情虽已治愈，但其心理创伤较大，常常由于恐惧再次发生异位妊娠而影响生活质量，有的患者甚至为此而长期避孕。目前，无论是期待疗法、MTX 保守治疗、输卵管造口术、输卵管切除术等宫内妊娠率基本相同，输卵管妊娠后约有 1/3 患者可获得正常宫内妊娠，1/3 可再次发生输卵管妊娠，1/3 患者继发不孕。多数患者认为药物保守治疗才能最大程度保证自己尽早怀孕，其实不然。尽管药物治疗与保守手术治疗均可治愈输卵管妊娠，但目前认为 MTX 药物治疗后再次发生输卵管妊娠高于手术治疗，并且由于 MTX 其化疗药物毒性，常规应避孕半年以上。而输卵管妊娠手术治疗后的宫内自然受孕则多发生于术后半年内，术后月经恢复即可计划妊娠。因此，建议对无不良病史及无输卵管粘连闭锁的患者，尽量采取腹腔镜下保守手术治疗，以保护其良好的生殖状态，术后应鼓励其计划妊娠。而对于输卵管粘连，合并不良病史及危险因素较少的患者，术中可附加盆腔粘连松解等辅助手术，配合后续的抗生素治疗以及输卵管通液造影等措施，合理指导也可有望提高宫内妊娠率并降低重复异位妊娠的发生。而对于存在输卵管较严重病变如双侧伞端闭锁积水、多次异位妊娠病史、不孕史、盆腔炎性疾病史等，可考虑行双侧输卵管切除术，术后早期行试管婴儿助孕。

87. 多囊卵巢综合征是什么？会导致不孕吗？

专家回复：多囊卵巢综合征（PCOS）是以持续性无排卵，临床或生化检查有高雄激素血症和卵巢多囊样变。PCOS 是最常见的妇女内分泌紊乱疾病之一，其发病率占生育期妇女的 10% 左右，无排卵不孕症

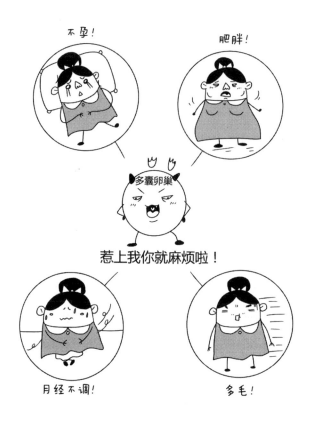

不孕！

肥胖！

多囊卵巢

惹上我你就麻烦啦！

月经不调！

多毛！

中 1/3 为 PCOS 引起的。它是一种多系统的生殖代谢失调，病理生理改变为雄激素分泌过多和胰岛素抵抗，具体发病机制尚不明确，但与下丘脑－垂体轴功能异常、LH 分泌过多、雄激素分泌增高、胰岛素抵抗及高胰岛素血症、肾上腺功能异常有关。临床表现多样化：①月经失调：月经稀发以致闭经，绝大多数是继发性闭经，部分患者则表现为无排卵性功能性子宫出血。②无排卵及不孕。③高雄激素血症：有多毛、痤疮等表现，但亚洲妇女多毛一般较少见。④肥胖：约半数患者有此表现，体重指数 BMI［体重（kg）与身高（m²）的比值］超过 24 为超重，超过 26 为肥胖。⑤卵巢增大和多囊样变：PCOS 卵巢的特征性改变为双侧卵巢增大，通过超声可见到卵巢增大 2～3 倍，皮质增厚并可见多个小卵泡在卵巢皮质下呈车轮状排列。需要指出的是 PCO 即卵巢多囊样变并不等同于 PCOS，24%～40% 的 PCOS 患者卵巢大小正常，而有些生育力正常、排卵正常妇女的卵巢在超声下也能见到多囊样改变。⑥黑棘皮症：表现为颈后、腋下、外阴、腹股沟皮肤角化过度、皮肤色素加深，是重度胰岛素抵抗的体征。血清激素水平异常表现在雄激素过多，尤其是游离睾酮增多，但也有约1/3 的 PCOS 患者并无高雄激素血症；高 LH 血症以及 LH/FSH 比值≥ 2 倍，但现已明确此比值不作为 PCOS 的主要诊断依据；有高胰岛素血症的 PCOS 患者中肥胖者占 75%，非肥胖者占 25%。诊断标准为具备以下 3 项中的 2 项：①排卵障碍。②高雄激素血症。③卵巢的多囊样改变。B 超下表现为卵巢增大，每侧卵巢内有≥ 12 个直径 2 ~ 9mm 的小卵泡。随着对其病因和发病机制的进一步了解，治疗方法从原有的药物和楔形切除发展到现在的药物、腹腔镜下卵巢打孔及试管婴儿等助孕治疗。治疗 PCOS 的措施有：①恢复正常激素分泌，调整月经周期：主要是月经第 1 ~ 5 天开始服用达英 –35 或妈富隆这两种口服避孕药，可抑制 LH 及雄激素分泌，改善痤疮、多毛等雄激素过多症状。②减重及胰岛素抵抗的治疗：降低体重是治疗 PCOS 的基础原则，主要以调整饮食结构及生活方式、多运动为主。有的患者单纯减重即可恢复排卵及规律月经周期，同时维持正常体重尚可预防 PCOS 的远期并发症如糖尿病、高血压、心血管疾病及乳腺生殖系统肿瘤的发生。应用胰岛素增敏剂如二甲双胍等可打破 PCOS 的发病关键环节，胰岛素敏感性提高后，可改善高胰岛素及高雄激素血症状况，有利于恢复排卵及月经周期。③促进排卵：氯米芬（CC）是 PCOS 诱导排卵的首选药物，一般从月经第 2 ~ 5 天开始使用，每日 50 ~ 150mg，连用 5 天，在进行促排卵治疗前一定要排除男方及输卵管性不孕因素。CC 具有弱抗雌激素作用，因此在使用中可能出现干扰宫颈黏液生成及使子宫内膜变薄等情况。其他促排卵药物有来曲唑、促性腺激素 HMG 以及尿 FSH、重组 FSH 等，可与 CC、绒毛膜促性腺激素 HCG 结合形成各种促排卵方案。④手术治疗：卵巢楔形切除已基本淘汰，目前较常用的手术是腹腔镜下卵巢打孔术，短期内有一定效果，但这种疗法的远期效果还有待观察，此外，还存在手术难以反复进行、术后粘连以及手术创伤，对于年龄较大、基础血 FSH>10 的 PCOS 患者可能降低卵巢储备功能，甚至引起卵巢早衰，因此必须严格掌握手术指征。⑤助孕技术：对于诱导排卵 6 个周期以上仍不妊娠或多次发生未破裂卵泡黄素化综合征者，可考虑体外受精 – 胚胎移植助孕。

88. 闭经会造成不孕吗？

专家回复：闭经是指无月经或月经停止，分为原发性闭经和继发性闭经。原发性闭经较少见，是指年龄超过 16 岁而无月经来潮者，常见病因有染色体异常、性分化异常、生殖道畸形以及性腺发育不良等；继发性闭经发病率明显高于原发性闭经，是指曾有规律月经而月经停止 6 个月以上者，多为下丘脑 – 垂体 – 卵巢性腺轴功能障碍所致。闭经病因有：①下丘脑因素：Kallmann 综合征（下丘脑 GnRH 先天性分泌缺乏伴嗅觉缺失）引起的原发性闭经；精神紧张压抑、遭受重大精神刺激以及体重下降、神经性厌食症、长期剧烈运动等引起的继发性闭经。②垂体因素：垂体受压迫、Sheehan 综合征（多由于产后大出血致垂体缺血坏死）或泌乳素瘤引发的闭经泌乳综合征。③卵巢因素：Turner 综合征（染色体 45，XO 表现为卵巢发育不全）、卵巢不敏感综合征、PCOS、卵巢早衰 POF、卵巢功能性肿瘤等。④子宫阴道因素：子宫阴道先天发育畸形（先天性无子宫、始基子宫、阴道闭锁及处女膜闭锁等）、Asherman 综合征（多次人流刮宫损伤内膜造成宫腔粘连闭经）等。⑤内分泌原因：甲状腺功能亢进或减低、肾上腺功能失调等可影响女性下丘脑 – 垂体 – 卵巢性腺轴导致闭经。诊断上主要是寻找病因、明确类型，针对各种不同的病因及类型给予适当的治疗。对引起闭经的器质性病变进行针对性治疗，如手术切除垂体肿瘤、卵巢肿瘤、肾上腺肿瘤等，多能治愈。对于下丘脑－垂体－卵巢轴功能障碍者需用激素治疗，激素替代治疗、诱发排卵等达到恢复月经、调整周期及妊娠的目的。

89. 功能失调性子宫出血、月经紊乱会造成不孕吗?

专家回复：正常月经的发生是基于排卵后黄体生命期结束、雌孕激素撤退使子宫内膜功能层皱缩坏死而脱落出血。正常月经的周期、持续时间和血量表现为明显的规律性和自限性。当机体受内部和外界各种因素，如精神紧张、营养不良、代谢紊乱、慢性疾病、环境及气候骤变、饮食紊乱、过度运动、酗酒以及其他药物等影响时，可通过大脑皮质和中枢神经系统引起下丘脑－垂体－卵巢轴功能调节或靶细胞效应异常而导致月经失调。

（1）无排卵性功能失调性子宫出血（功血）好发于青春期和绝经过渡期，但也可以发生于生育年龄。患者的子宫内膜受雌激素持续作用而无孕激素拮抗，可发生不同程度的增生性改变，其中极少数可能发展为子宫内膜癌。临床上最常见的症状是子宫不规则出血，表现为月经周期紊乱，经期长短不一，经量不定或增多甚至大出血，常继发贫血。

诊断功能性子宫出血时要排除妊娠相关出血、生殖器官肿瘤、感染、内科合并症、外源性激素等情况及疾病，重要的检查方法有诊断性刮宫、宫腔镜检查及性激素检测等。治疗原则为止血、调整月经周期、促排卵治疗等。

（2）排卵性月经失调较无排卵性功血少见，多发生于生育期妇女，患者有排卵但黄体功能异常，包括黄体功能不全（LPD）及黄体萎缩不全。黄体功能不全是指有卵泡发育及排卵，但黄体期孕激素分泌不足或黄体过早衰退导致子宫内膜分泌反应不良和黄体期缩短，临床表现为月经周期缩短或黄体期缩短（BBT 高温相少于 11 日），不孕或易发生早期流产。治疗上主要是促进卵泡发育、促进月经中期 LH 峰形成同时行黄体支持。黄体萎缩不全是指有排卵、黄体发育良好但萎缩过程延长，导致子宫内膜不规则脱落，表现为经期延长、高温相下降缓慢。黄体功能异常伴发不孕或反复早期自然流产者，可于排卵时肌注 HCG 及排卵后使用黄体酮加强黄体功能，有助于提高妊娠率。

专家回复：各种原因导致血清催乳素（PRL）异常升高称为高催乳素血症。常见病因有颅咽管瘤、垂体催乳素瘤、垂体微腺瘤、空蝶鞍综合征、甲状腺功能减低、PCOS 及长期服用抗抑郁、抗精神病药物等。临床表现为：①月经紊乱及不育：85% 以上的患者有月经紊乱；生育年龄的患者可发生不排卵或黄体期缩短，表现为月经少、稀发甚至闭经，高催乳素作用于垂体抑制 FSH 和 LH 分泌致无排卵而导致不孕。②溢乳：是本病的特征之一，表现为双乳流出或可挤出非血性乳白色或透明液体。闭经溢乳综合征患者中约 2/3 存在高催乳素血症，其中有 1/3 患垂体微腺瘤。③头痛、眼花及视觉障碍：多为垂体肿瘤压迫神经所致。闭经、溢乳、月经紊乱症状者检测血清催乳素（PRL）及垂体磁共振检查可诊断该病。由于闭经溢乳的症状可早在确诊垂体肿瘤数年前，故经各种检查虽未找出病因者仍应继续随访。治疗的目的是抑制溢乳，恢复正常月经，诱发排卵及治疗垂体微腺瘤。对于单纯溢乳、月经正常且 PRL 正常或轻度升高者可定期观察。甲磺酸溴隐亭是治疗闭经溢乳综合征和高催乳素血症以及垂体微腺瘤的主要药物。对于闭经溢乳不孕症患者，溴隐亭可与其他药物如氯米芬、促性腺激素合用诱发排卵。多数腺瘤可观察或药物治疗，如肿瘤较大、生长迅速和对药物治疗无效者可考虑手术治疗。

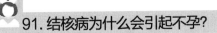

91. 结核病为什么会引起不孕？

专家回复：由结核分枝杆菌引起的女性生殖器炎症称为生殖器结核，又称结核性盆腔炎。多见于 20 ~ 40 岁的生育期妇女，是严重影响女性受孕生育的疾病之一。生殖器结核是全身结核的表现之一，常继发于身体其他部位的结核如肺结核、腹膜结核等，约 10% 肺结核患者伴有生殖器结核。生殖器结核潜伏期较长，可达 10 年左右。多数患者在日后发现生殖器结核时，其原发病灶多已痊愈，所以在不孕妇女病史采集中是否曾患有肺结核是很重要的一点。输卵管结核占女性生殖器结核的 90% 以上，几乎所有的生殖器结核均累及输卵管，且双侧居多，表现为输卵管僵硬、增粗肥大、多个结节隆起，可见干酪样坏死物质。除此之外，还有子宫内膜结核、卵巢结核、宫颈结核及盆腔腹膜结核等。生殖器结核特别是输卵管结核及子宫内膜结核大多没有明显的症状，不孕是大多数患者就诊的常见原因。输卵管黏膜纤毛破坏和输卵管管腔堵塞，输卵管僵硬及周围粘连致蠕动受限，子宫内膜破坏、宫腔粘连影响精卵结合、受精卵输送及胚胎着床都可导致不孕。子宫内膜活检是诊断子宫内膜结核最可靠的依据。子宫输卵管造影显示宫腔狭窄变形、输卵管串珠状及盆腔钙化灶等可疑结核应行结核菌素试验，强阳性表示目前活动期应给予抗结核治疗，病情控制后可施行辅助生育技术治疗，结核破坏子宫内膜较严重时即使接受 IVF-ET 治疗成功受孕几率仍然很低。

92. 肥胖和体重过轻会造成不孕吗?

专家回复:脂肪对于维持女性正常月经周期具有很重要的作用,脂肪细胞中存在芳香化酶及 17β-羟类固醇脱氢酶,两者的比例变化参与调解脂肪局部雌、雄激素的水平,是影响女性内分泌平衡和体脂分布的重要因素。女性月经初潮的出现必须有一定的体重以及脂肪组织为基础,维持正常的月经周期至少须有 20% ~ 25% 的体脂。脂肪的过度减少会造成停止排卵或闭经,如神经性厌食症患者、过度运动、过度减肥及营养不良者的闭经。同样,肥胖对女性性腺功能也有较大影响,肥胖是指体重指数超过 26,女性肥胖是发生 PCOS、不孕不育、自然流产、产科高危妊娠合并症、产后无乳汁的主要原因。肥胖女性不易受孕,发生妊娠并发症的几率增加,PCOS 的发病率也随着肥胖率增加而升高。脂肪组织膨胀假说认为,皮下脂肪组织的膨胀是有限度的,并受到遗传和环境因素的调节,只要脂肪沉积适应能量的正常供应,就不会产生异常代谢,但当超过某个代谢临界线后,更多的脂肪将沉积于非脂肪组织中,并导致胰岛素抵抗和脂毒性。脂毒性表现为游离脂肪酸升高、高甘油三酯和脂代谢紊乱使脂肪沉积于肝、肌肉、胰腺等非脂肪组织中。每个人的脂肪膨胀极限均不同,主要由出生体重和肥胖程度两个因素决定,如果肥胖发展速度快,而出生时为低体重儿,那么可能在进入青春期发育前或青春期早期即出现高胰岛素血症和高雄血症,进而引起 PCOS 等内分泌紊乱导致不孕;如果出生时为高体重即代表脂肪细胞数目较多,虽然已经发生了超重或肥胖,但因为这些个体的脂肪膨胀余地较大,不至于发生严重的胰岛素抵抗和高雄激素血症。多数不孕患者合并肥胖者均有这样的经历,月经来潮时周期尚规律,体重短期内迅速增加后即发生月经周期延长。肥胖引起的高胰岛素血症可进一步导致高雄血症、月经稀发，直至继发性闭经，这部分患者最终多因不孕就诊，多数被诊断为 PCOS。肥胖可引起不排卵，使促排卵药物疗效降低并增加自然流产、妊娠合并症及胎儿出生缺陷发生率，减轻体重后多能自主恢复排卵及正常月经周期。

93. 内分泌疾病会影响生育吗?

专家回复：引起不孕的原因有很多，除了生殖系统异常可致不孕，还有一些内分泌代谢方面的疾病，如甲状腺、肾上腺等与生殖息息相关的腺体发生问题时亦可影响生育功能。①甲状腺功能亢进（甲亢）：甲状腺功能过强，是一种与遗传、精神因素和自身免疫有关的疾病，甲亢患者的高甲状腺素会干扰雌激素、雄激素的转化率，临床表现为月经过多、经期延长、月经频发、痛经等，甲亢发展严重者可导致排卵障碍和性激素分泌紊乱，从而引起月经稀发、月经过少、卵泡闭锁、闭经与不孕。甲亢发生在青春期前会影响性成熟，青春期后发病会影响生殖功能，月经周期可延长或缩短，经量可减少，生育力下降。另外，甲状腺自身抗体的存在表明自身免疫状态的不稳定，导致自然流产的发生率亦较高。对于甲亢引起的不孕患者，应在治疗控制甲亢的基础上进行人工周期或促排卵治疗。②甲状腺功能减低（甲低）：甲状腺素合成与分泌不足而致的全身性疾病，可出现男性阳痿，女性性欲降低，排卵障碍，孕酮分泌不足而造成月经不规律，有时甲低可导致垂体功能低下而致闭经、生育力降低，可自然妊娠但自然流产率增高。甲低影响性发育与生殖功能，未治疗的胎儿期甲低不能性成熟，儿童期甲低造成青春期延迟及无排卵周期，所以甲低必须行甲状腺素替代治疗。目前临床上多数患者因不孕就诊时发现甲状腺功能异常，很多人处于无症状的亚临床甲低状态及桥本亚甲炎，在治疗不孕前应先纠正甲低状态，即使受孕也应定期复查甲状腺功能，适时调整甲状腺素用量，防止发生自然流产。③肾上腺皮质功能异常：肾上腺皮质功能亢进与减退都可导致慢性无排卵及闭经，肾上腺产生的雄激素与皮质激素对包括大脑在内的全身多系统都有影响，肾上腺皮质功能亢进如 Cushing 综合征等往往伴有肾上腺来源的雄激素增多，造成月经紊乱、不排卵甚至闭经，治疗上切除肿瘤或破坏病灶，减少或停止糖皮质激素的应用等，去除病因后即可改善。肾上腺功能低下者约 25% 伴有卵巢功能低下，存在排卵障碍及不孕的情况，可给予肾上腺皮质激素替代治疗及雌孕激素周期治疗和促排卵治疗。

94. 什么是复发性流产？

专家回复：自然流产是指妊娠 28 周以前终止，胎儿体重在 1000g 以下者，连续 2 次或 2 次以上自然流产者称为复发性自然流产。早期流产常见原因有胚胎染色体异常、免疫因素异常、黄体功能不足、甲状腺功能低下等，晚期流产常见原因有子宫畸形或发育不良、宫颈内口松弛、子宫肌瘤等。发生复发性流产后应详细询问患者病史，行系统的体格检查和妇科检查，进行夫妇双方染色体检查、性激素检查、抗心磷脂抗体、甲状腺功能等化验。有复发流产史的妇女一旦妊娠应严密监测，如再次发生流产应对流产的胚胎组织进行组织遗传学及形态学检查，以寻找此次流产的原因及预测今后妊娠的结局。染色体异常导致的复发性流产尚无有效的治疗方法，针对部分遗传性疾病可行胚胎植入前遗传学诊断，在胚胎植入母体前进行遗传学检测分析，再选择无遗传缺陷的胚胎进行移植。生殖道解剖异常者可行手术矫正后再受孕，宫颈功能不全、内口松弛者可早于前次流产 1 ~ 2 周行宫颈环扎术。对于有黄体功能不全者可给予黄体支持，高泌乳素血症者服用溴隐亭多能恢复正常。经病因筛查，排除遗传、解剖、感染、内分泌因素后，多数不明原因的复发性流产是免疫因素导致的，可施行 4 ~ 6 次免疫治疗后半年内再妊娠。抗磷脂抗体综合征目前无公认的治疗方案，可采用肾上腺皮质激素和抗凝剂治疗。对于有感染者应针对不同病原体选择敏感药物进行治疗。

95. 染色体异常会影响生育吗？

专家回复：染色体异常是导致不孕的重要原因之一，包括染色体数目异常和结构异常两种类型。染色体异常可导致男性的无精子症或严重少精子症，也可导致女性的原发或继发性闭经，还可以导致妇女发生反复自然流产。染色体数目异常约占全部染色体异常的 55%，临床上常见的主要涉及 13、18、21、X 和 Y 染色体的非整倍体，常见的临床类型有：① Turner 综合征：染色体为 45，XO，先天性卵巢发育不全综合征，表现为身材矮小、颈蹼、幼儿型外生殖器及性腺发育不全。② Klinefelter 综合征：染色体为 47，XXY，先天性睾丸发育不全，小睾丸、无精子，成年后身材高大但第二性征发育不良，无法生育后代。③ Down 综合征：21- 三体综合征，表现为先天愚型，特殊面容，多并发先天性心脏病，生活不能自理，多无法生育后代。④其他类型：13- 三体综合征、18- 三体综合征等染色体病患者症状往往非常严重，多难以活到成年。行常规的染色体核型分析，必要时进行高分辨染色体分析可明确诊断，对于染色体病本身没有有效的方法治疗，针对其所导致的不孕不育症，可采取供精、供卵或胚胎植入前诊断。染色体结构异常主要包括易位、倒位、重复和缺失等类型，临床上常见的是一些携带平衡的染色体结构重排的个体即携带者，他们往往因不孕不育或反复自然流产而就诊。这类患者虽然有正常的外表但有生育染色体患病孩的高发风险，更应引起重视。目前对于染色体结构异常没有有效的治疗方法，主要是通过植入前诊断、产前诊断等技术预防这类病儿的出生。

96. 监测排卵的方法有哪些?

专家回复：为了了解卵巢功能、准确地测定排卵时间，使患者掌握最佳的受孕时机，对于进行辅助生育治疗的患者通过排卵监测选择最适当的人工授精、取卵、移植的手术时机，对于不孕症的诊断和治疗，监测排卵都具有十分重要的意义。方法包括基础体温测定（BBT）、宫颈黏液检查、子宫内膜组织学检查、血清性激素浓度变化及超声波监测卵泡等。①BBT：是指睡眠 6 ~ 8 小时后起床活动前的舌下体温，孕激素通过对中枢神经系统作用可使基础体温升高 0.2 ~ 0.8℃，排卵时体温最低，排卵型月经周期的 BBT 呈现双相型表现，但由于其受到外界因素影响较大，且体温升高后排卵已完成，所以只作为追溯过去周期是否排卵以及评价黄体功能的方法，而其用于确定实际排卵时间则准确性较差。②宫颈黏液检查：宫颈黏液是由宫颈管内膜分泌细胞产生的，其质量受雌激素、孕激素影响随卵巢周期变化而发生特征性变化。当近排卵时，由于高雌激素的作用宫颈黏液分泌增多，清亮透明，拉丝度可长达 10cm，涂片后呈典型的羊齿状结晶。排卵后在孕激素的作用下，宫颈黏液变少、黏稠，拉丝度降低且涂片羊齿状结晶消失，可作为辅助的观察预测排卵指标。③子宫内膜活检：目的是了解有无排卵及分泌期的程度，有无器质性病变等，取内膜的时间可根据检查目的确定，如了解有无排卵及黄体功能可在经前 1 ~ 2 天行诊断性刮宫，如为晚期分泌期改变则表示有排卵且黄体功能良好。④性激素测定：在监测排卵过程中主要看黄体生成素（LH）、雌二醇（E_2）及孕酮（P）三者的动态变化，当卵巢发育成熟时 E_2 会逐渐升高达到一峰值后诱发 LH 峰值出现，排卵发生后 E_2 及 LH 相继降低，P 随即上升。尿 LH 试纸测定因其无创、简单方便被越来越多的使用，尿 LH 峰比血 LH 峰迟出现 6 ~ 7 小时，若每 4 小时检测 1 次，可避免血 LH 波动造成的误差，一般于尿 LH 峰后 24 ~ 48 小时内发生排卵，最好结合阴道超声同时监测，主要用于家庭自测。⑤超声监测：卵泡大小是判断卵泡发育及卵母细胞是否成熟的重要指标，通过超声连续观察卵泡发育，同时联合血 LH、E_2、P 的检测可准确地预测卵泡成熟及排卵时间，并有助于辅助生育治疗中确定 HCG 注射时机和取卵时间。阴道超声具有直观性好、不需充盈膀胱、重复性强及分辨率高等特点，不仅能够直接监测到卵泡的生长、破裂，排卵的过程及子宫内膜的厚度，还可以观察卵巢、子宫及盆腔中的病变，对不孕症的临床诊断治疗以及超促排卵的监测、指导治疗均有重要作用。

97. 如何评估卵巢的储备功能?

专家回复：在不孕不育的诊断治疗以及辅助生育治疗中控制性超促排卵前需对卵巢的储备功能进行评估，目前卵巢储备功能判断主要有以下几方面：①年龄：随着年龄的增长，卵母细胞的数量逐渐下降，同时卵母细胞的质量也开始下降，这个过程在 35 岁后开始加速，38 岁以后卵泡的闭锁明显加速，年龄超过 40 岁的患者为卵巢反应不良的对象。随着年龄的增长，卵子的染色体变异率明显增高，未受精率增加。因此，卵母细胞的数量和质量即卵巢储备与妇女年龄及生殖潜能密切相关。②内分泌检测：是预测卵巢储备功能的重要指标，月经第 2 ~ 4 天采血测定基础 FSH 水平、FSH/LH 比值、基础 E_2 水平等。血清基础 FSH 是卵巢储备的一项常用指标，一般认为 FSH 基础值超过 10 是卵巢功能不好的表现，预示着较低的获卵率及妊娠率。由于卵巢功能下降时，FSH 升高比 LH 升高出现早几年，FSH/LH 比值升高超过 3.6 提示卵巢储备功能下降。血清基础 E_2 水平升高亦提示卵巢储备功能下降，部分患者存在基础 E_2 值升高，但 FSH 仍在正常水平的状态，此时卵巢功能已出现下降，随着卵巢储备进一步减少，才会出现高 FSH 状态，由此认为基础 E_2 值升高即预示着卵巢储备功能的降低，这一现象的发生往往先于 FSH 升高。③卵巢基础状态：卵巢基础状态包括窦卵泡数及卵泡体积，也是卵巢储备功能的预测指标。应用高敏感度阴道超声检查卵巢体积、双侧卵巢内卵泡数目，在月经第 2 ~ 4 天，基础状态下，卵巢体积小，直径为 2 ~ 4mm，窦卵泡数目少及最大窦卵泡数直径超过 4mm，提示着卵巢卵泡的储备功能减少及对超促排卵反应不良。卵巢囊肿、卵巢内膜异位囊肿、输卵管粘连堵塞等行手术治疗后，对正常卵巢组织及其血运有不同程度的损伤从而影响卵巢储备功能。目前尚没有一个单独的指标能够全面准确的评估卵巢储备、预测卵巢反应及 ART 结局，各项指标结合应用可提供多元化的信息，达到更精确的结果。

第四篇
辅助生育

98. 什么是辅助生育技术？有哪些项目？

专家回复：辅助生育技术（ART）是指在体外对配子、胚胎采用显微操作技术，帮助不孕夫妇受孕的一组方法，包括人工授精（AI）、体外受精－胚胎移植（IVF-ET）、卵细胞浆内单精子注射（ICSI）及其他衍生技术等。1978年7月25日英国剑桥的Steptoe和Edwards教授通力合作，应用体外受精－胚胎移植技术孕育了世界第一例"试管婴儿"—Louis Brown，这个令人惊喜和振奋的研究成果为辅助生育技术的应用开辟了一条崭新的道路，无疑是生殖医学领域新的重要里程碑。30年来，随着生殖医学及其相关学科研究的不断深入，辅助生育技术的应用日渐广泛，并从经典的体外受精－胚胎移植技术衍生出单精子卵细胞浆内注射、辅助孵育、囊胚培养、胚胎冷冻、卵细胞冷冻、未成熟卵体外成熟、植入前遗传学诊断和胚胎干细胞技术等。昔日许多不可能为人父母的患者，当今借助辅助生育技术而梦想成真。目前，全世界每年数以万计的婴儿通过辅助生育技术出生，并呈逐年增加的趋势。1988年3月10日我国大陆首例"试管婴儿"诞生了，经过20年的发展，我国辅助生育技术逐渐成熟，IVF周期数迅速增加，临床妊娠率不断提高，与国外先进水平的差距日益缩小。

99. 什么是人工授精？什么情况下需要做人工授精？

专家回复：人工授精（AI）即收集丈夫或供精者的精液，通过非性交方式，即由医师操作注入妻子内生殖器官达到受孕目的的一种技术。根据精子来源的不同，人工授精可分为夫精人工授精（AIH）和供精人工授精（AID），根据授精部位的不同可以分为阴道内人工授精、宫颈内人工授精、宫腔内人工授精和输卵管内人工授精等。目前临床上主要进行的人工授精是宫腔内人工授精（IUI），就是将洗涤处理后的丈夫精液，选择妻子排卵期经导管缓慢注入其宫腔内。这种方法能使更多的精子进入子宫腔而不受宫颈黏液的阻挠，避开了宫颈及其黏液的各种理化、机械、免疫影响，而使得足够数目的精子更好地完成受精。相对而言，IUI 是一种比较简单、廉价和有效的方法，并且没有侵入性。AIH 适用于男性少精、弱精、精液液化异常、性功能障碍、生殖器畸形等不育，宫颈因素不孕，生殖道畸形及心理因素导致性交不能等不育，免疫性不育及不明原因不育。AID 适用于不可逆的无精子症，严重少精、弱精和畸精症，输精管复通失败，射精障碍，男方有不宜生育的严重遗传性疾病，母儿血型不合不能得到存活新生儿者。人工授精禁忌证包括患有急性感染性或性传播疾病，患有严重遗传、精神心理疾患，接触致畸量射线、毒物、药物并处于作用期，有吸毒等不良嗜好者等。

 100. 人工授精的过程如何？

专家回复：选择合适的适应证并排除禁忌证后，即可进入人工授精治疗周期。根据患者排卵功能不同，可采用自然周期或药物促排卵方法。月经周期规律并能够自主排卵的患者可不用任何药物，单纯通过监测排卵确定排卵时间即可安排进行人工授精。对于存在月经紊乱或排卵障碍的患者，可采用促排卵药物如氯米芬（CC）、尿促性素（HMG）结合绒毛膜促性腺激素（HCG）等，运用多种方案单独或联合使用，达到促进有排卵障碍妇女正常排卵的目的。监测卵泡的生长和子宫内膜的发育主要通过超声及血清学激素检测，一般情况于月经的第 8～10 天开始监测，通过超声直观地观察测量优势卵泡的大小、个数及子宫内膜的厚度、形态分型，结合患者同一时期性激素水平的动态变化准确确定卵泡的成熟情况，适时注射 HCG，排卵将发生在 HCG 注射后的 24 ~ 48 小时内，平均为 36 小时。一般会在注射 HCG24 小时后再行宫腔内人工授精，术后可超声确认卵泡是否破裂排出，如未破裂可继续监测至排卵后再行一次人工授精。人工授精的精液是通过手淫方式采集的，射精的最初阶段精子的浓度是最高的，这部分精液是最有价值的，如果在采集精液过程中精液有任何遗撒要告知医务人员。未经处理的精液不可以直接注入宫腔，因精子无法获能则无法完成受精，另外精浆进入宫腔可能造成子宫痛性痉挛以及感染。精液经过洗涤、上游法、密度梯度离心法处理后选择出形态正常、活动力高的高质量精子，去除了精浆、不活动精子、畸形精子、细胞碎片及其他有害物质，同时使精子在体外获得能够使卵子受精的能力。将精子注入宫腔内后，患者取臀高头低位保持15 ~ 30 分钟即可下床自由活动。

101. 做宫腔内人工授精（IUI）的患者，精液为什么要经过优化处理才可以注入宫腔?

专家回复：宫腔内人工授精主要适用于男方少、弱、畸形精子症，女方宫颈术后或宫颈黏液分泌异常，免疫性不孕或不明原因不孕患者。正常情况下男方取出的精液需要经过特殊的优化处理才能被注射进入女方的宫腔，是因为精液是由精子和精浆组成的，其中精子由睾丸生精细胞分化衍变而来，在附睾内成熟，通过输精管输出；精浆是前列腺、精囊腺、尿道球腺等附属腺体分泌的混合液，在排精过程中，精子和精浆，以及部分上皮细胞、前列腺细胞、生精细胞和白细胞混合构成精液。在自然怀孕过程，精浆有助于精子穿越宫颈黏液，但在应用宫腔内人工授精这一辅助生殖技术规避了宫颈等自然屏障时，精浆中某些成分（如前列腺素、锌）可阻碍妊娠，所以需要将精子从精液中分离出来，得到经优化处理的没有碎片、其他细胞和死精子的，含高比例的形态学正常的活动精子的精子悬液。目前常采用密度梯度离心法和直接上游法进行制备。

 ## 102. 人工授精的成功率有多高?

专家回复：人工授精的成功率在各个生殖中心存在差异，因为各地在患者的选择、诊断标准、精液处理、授精时间上存在差别，所以难以比较，国内外不同学者报道的数据也差别较大，但大多在15% ~ 20% 之间。人工授精的成功率与患者不孕原因、不孕年限、患者夫妇的年龄、内分泌状况、子宫内膜情况、黄体功能、丈夫的精液情况、人工授精的时间以及人工授精的操作情况等因素有一定的关系。随着年龄的增加，女性的生育能力将会有所减退，这主要是因为卵子的退变，还有一部分的原因是女性内膜容受性的降低。不孕的年限越长，人工授精后受孕的可能性就越小。男方精子的动力情况以及正常形态的精子数是影响男性生育能力的最重要的两个方面。成功率最高的一定是女方年龄较小、输卵管通畅、无排卵障碍并且男方无严重不育因素的夫妇。有些夫妇试行了 1 ~ 2 个周期人工授精未成功即放弃治疗，而正常人群中婚后 1 个月成功妊娠的机会只占 25% 左右，婚后6 个月的初孕率为 60% ~ 70%，婚后 1 年的初孕率为 90% 左右。所以从某种意义上讲，中途放弃治疗是人工授精最终失败的一个重要原因。治疗的周期数越多，成功的概率也就越大。据文献报道，大多数患者的妊娠发生在接受连续治疗的前 6 个周期内。因此患者应配合至少行 4 ~ 6 个周期的人工授精，若仍不成功，要重新检查和考虑女方潜在的不孕因素，采取适当的措施改用其他方法给予助孕，如体外受精 – 胚胎移植等。

103. 什么是生化妊娠？什么是临床妊娠？

专家回复：不孕患者通常在医师的帮助下行辅助生育治疗而受孕，在施行助孕治疗后大多会很早即开始测定血清 HCG 水平，人工授精最早可于术后 10 天检测到，试管婴儿最早可于移植后 1 周检测到血清中的 HCG 升高，此时离预计月经来潮日期还早，宫腔内并无怀孕迹象而只有血生化指标的体现，这时候所诊断的妊娠称为"生化妊娠"。"临床妊娠"是指出现典型的停经、头晕乏力、恶心呕吐、乳房增大及胀痛等早孕反应，最重要的是超声检查可见到宫腔内孕囊及其内的胎心搏动，这时可明确诊断为宫内孕活胎。

104. 为什么卵泡很大了还不排卵？什么是黄素化未破裂卵泡综合征？

专家回复：黄素化未破裂卵泡综合征（LUFS）是指卵泡生长至一定时期并无排卵，但其内部发生黄素化而不破裂引起的一系列现象，是无排卵月经的一种特殊类型，它不仅发生于不孕妇女，也可发生在能正常生育的妇女。LUFS 的发生是由于卵泡的发育与排卵异常造成的，其具体机制尚不清楚，可能与月经周期激素变化异常、卵泡自身发育异常以及年龄增长、子宫内膜异位症、PCOS、黄体功能不全、使用促排卵药物有关。临床表现为月经周期规律，基础体温双相，而在超声监测排卵时才能发现在预测排卵日未见卵泡破裂、缩小、消失征象，卵泡持续存在或增大，其内出现点状均匀的中强回声或呈张力较大的囊实性回声。LUFS 或持续存在至下次月经来潮后消失，或存在至下次月经卵泡期、排卵期消失，甚至少数会存在 3 ~ 6 个月经周期才逐渐变小消失。通过促排卵治疗，于卵泡成熟时给予 HCG 注射可帮助诱导排卵，或在排卵日经阴道卵泡穿刺后再指导同房、人工授精，对于反复药物促排卵或穿刺排卵治疗后仍不能排卵受孕的患者，应考虑借助体外受精－胚胎移植辅助生育技术治疗。

105. 什么叫试管婴儿，是长在试管里面的婴儿吗?

专家回复：试管婴儿又名体外授精后胚胎移植。也就是 B 超引导下，从患有不孕症妇女的卵巢中取出成熟卵子和精子一起放入培养皿中，先体外培养 70 小时左右，使卵受精并发育成胚胎，然后借助 B 超将之送回母体子宫内发育成熟。因此"试管婴儿"可以简单地理解成由实验室的试管代替了输卵管的功能而称为"试管婴儿"。所以，"试管婴儿"

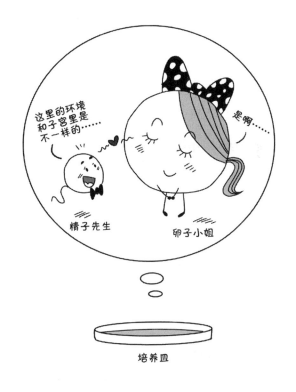

这里的环境和子宫里是不一样的……

是啊……

精子先生

卵子小姐

培养皿

是在试管中长大也是一个错误的说法。在 20 世纪 50 年代人们发现精、卵在体外授精、体外培养是完全可能的。1978 年利用体外授精 – 胚胎移植技术（IVF-ET）（即"试管婴儿"）在英国出生了第一例试管婴儿，此项技术被誉为"继器官移植后人类医学第二大奇迹"，它使人类在治疗不孕症方面取得了重大突破。试管婴儿是一项高科技技术，需要一组具有经验丰富及专门技术（如妇科专家、胚胎工程专家）的人员，一定的仪器，必需的药物。整个过程环节很多，每一个步骤都可能影响最终的成功。

 106. 试管婴儿是夫妻双方的骨肉吗?

专家回复：世界上首例试管婴儿诞生已 30 多年了，试管婴儿技术进入中国也有 20 多年了，但该项技术在社会上仍蒙有一层神秘面纱。有人认为试管婴儿是医院"人工制造"的，非夫妻双方的骨肉。其实这是一个很大的误解。不少求医的夫妻不接受试管婴儿，很大的一个心理障碍就是误以为试管婴儿是医院用医学方法为他们"人工制造"出来的，或者以为是医院用卵子库的卵子及精子库的精子为他们培养出来的，非他们自己的亲骨肉。实际上，绝大部分试管婴儿均是以夫妻双方的卵子及精子培养出来的，医院不可能有那么多富余的卵子及精子。除非当求医的夫妻没有卵子（如卵巢早衰）或没有精子（如无精症），并提出申请，要求医院提供卵子或精子。当然，试管婴儿更不是医院用医学材料"人工制造"的。

 107. 试管婴儿适合哪些患者?

专家回复：体外受精 – 胚胎移植技术（俗称"试管婴儿"）是指

将不孕症患者夫妇的卵子和精子取出体外，在体外培养系统中受精并发育成胚胎后，将胚胎移植入子宫腔内以实现妊娠的技术。体外受精－胚胎移植的适应证包括输卵管性不孕、排卵障碍、子宫内膜异位症、男性因素（男方少、弱、畸精子症）、免疫性不孕以及不明原因性不孕。①输卵管性不孕：输卵管疾病不适合手术修复者如输卵管近端梗阻、重度输卵管积水等；输卵管手术修复失败者；输卵管通畅但功能异常者如输卵管炎症后，输卵管内上皮纤毛及输卵管失去正常摆动、蠕动能力而不能实现正常拾卵、运卵及输送受精卵的功能；盆腔内粘连阻碍输卵管与卵巢间联系；女性输卵管结扎绝育术后。②排卵障碍：难治性排卵障碍经反复常规治疗，反复诱发排卵或结合人工授精治疗仍未获妊娠者，如多囊卵巢综合征、排卵异常（包括黄素化未破裂卵泡综合征 LUFS）等。③男方少、弱、畸精子症：男方少、弱、畸精子或复合因素的男性不育，经人工授精治疗仍未获妊娠，或男方因素严重不适宜实施人工授精者。④子宫内膜异位症：经常规药物、手术治疗或人工授精仍未获妊娠者。⑤免疫性不孕与不明原因不孕：反复经宫腔内人工授精或其他常规治疗仍未获妊娠者。下列这些情况为 IVF-ET 治疗的禁忌证：男女任何一方患有严重精神疾患、泌尿生殖系统急性感染、性传播疾病，患有不宜生育的遗传性疾病者，任何一方有吸毒等严重不良嗜好或接触致畸量射线、毒物、药物并处于作用期者。

108.IVF-ET 术前需要做哪些准备？

专家回复：在进行 IVF-ET 治疗前，患者应具备以下条件：符合国家计划生育政策，提供相关生育证件；女方身体健康、精神正常，能够承受妊娠及分娩；常规检查结果基本正常或经治疗符合做 IVF 者；男方有足够的精子；夫妇双方充分了解体外助孕技术的治疗过程及可能发生的风险，并能够积极配合各种操作，签署知情同意书。女方检查包括常规体格检查和妇科检查，不孕症病因学相关检查如输卵管碘油造影、B 超、宫腹腔镜、染色体遗传学检查、免疫及自身免疫相关检查，血尿常规、凝血功能、血型、肝肾功能、心电图及胸片检查，感染性疾病筛查包括生殖道衣原体、TORCH 相关感染、病毒性肝炎、梅毒、艾滋病等检查。男方检查包括常规体格检查及男科检查，至少 2 次精液常规化验，染色体检查，还可进行 Y 染色体微缺失等遗传性疾病基因的检查，血尿常规、血型、病毒性肝炎、梅毒、艾滋病等检查。

 109. IVF-ET 的治疗程序有哪些?

专家回复：IVF-ET 的治疗周期包括控制性超促排卵、卵母细胞的收集、体外受精及胚胎移植、黄体功能支持以及术后监测和妊娠的确立。

 110. 什么是诱发排卵和控制性超促排卵? 有哪些药物?

专家回复：诱发排卵（IO）是指患者存在排卵障碍的情况下利用药物诱发单卵泡或少数卵泡的发育；而控制性超促排卵（COH）是指以药物手段在可控的范围内诱发超生理状态的多卵泡发育和成熟，治疗对象本身可能有正常的排卵功能，COH 是为了增加获取成熟卵子的数目，通过选择优质胚胎移植而提高妊娠率，并提供多余的胚胎冷冻供以后使用。它们是治疗不孕症的重要手段，也是辅助生育技术的基础技术之一。常用的促排卵药物有氯米芬（CC）、来曲唑、人类绝经期促性腺激素（HMG）、卵泡刺激素（FSH）、促性腺激素释放激素激动剂（GnRHa）及拮抗剂（GnRHant）、人绒毛膜促性腺激素（HCG）以及辅助用药如溴隐亭、生长激素（GH）、脱氢表雄酮（DHEA）、胰岛素增敏剂等。

 ## 111. 诱发排卵如何用药？

专家回复：常规于月经第 2 ～ 5 天开始使用，可单纯使用口服制剂如 CC、来曲唑，连续 5 天，停药后监测排卵。当促排卵效果不明显时可于下一周期加量或联合使用其他种类的促排药物如 HMG、FSH 和 HCG。氯米芬是一种安全简便价格便宜的口服药物，其化学结构与雌激素相似，在下丘脑竞争性占据雌激素受体，阻断内源性雌激素对下丘脑的负反馈效应，从而达到增加垂体分泌促性腺激素（Gn），包括卵泡刺激素（FSH）和黄体生成素（LH），它们可刺激卵泡生长并成熟。来曲唑是一种芳香化酶抑制剂，主要通过抑制卵巢组织中的芳香化酶，减少雌二醇的产生来减弱对中枢的负反馈效应，从而达到增加促性腺激素分泌的作用。在使用 CC 或来曲唑的基础上联合使用促性腺激素，根据需要调整剂量，75 ～ 150U/d，同时监测卵泡发育情况，适时使用 HCG 刺激排卵。

 ## 112. 控制性超促排卵有哪些方案？

专家回复：控制性超促排卵（COH）的基本原理是通过使用外源性的促性腺激素，增加在同一周期的卵泡的募集，克服机体内在的选择单个卵泡的机制以及优势卵泡对其他卵泡的抑制作用，从而使多个卵泡同时生长发育成熟。COH 方案中 GnRHa 的应用是一个里程碑，通过使用 GnRHa 对垂体进行降调节，减少内源性 LH 的分泌及早发 LH 峰的发生，使卵巢在药物去垂体的状态下相对停止活动一定时间，然后再使用外源性促性腺激素增加卵巢内卵泡募集并打破优势化选择，使多个卵泡同步启动发育，并能更主动的决定 HCG 的使用时间，是保证超促排卵质量的重要手段。同时，在 COH 前进行一定的预处理，如使用 1～2 个周期的口服避孕药或减轻体重，特别是对控制 PCOS 患者的高 LH 和睾酮水平很有必要。根据 GnRHa 开始使用的时间以及与促性腺激素的配合使用，将 COH 分为几种不同的方案：①长方案即从治疗周期前的黄体中期（经前 7～10 天）开始使用 GnRHa 制剂直到 HCG 注射日，使用 GnRHa14～21 天后可达到降调效果，此时开始使用促性腺素进行超排卵，长方案是 COH 中最常用的经典方案也是临床妊娠率最高的方案。②短方案是从月经第二天开始使用 GnRHa，同时给予促性腺激素直至 HCG 注射日，适用于反应不良、卵泡数量少的患者。③超长方案于月经第二天开始使用长效 GnRHa，28～35 天后开始每天使用促性腺激素的方案，适用于患有子宫内膜异位症的不孕患者。④拮抗剂方案为超促排卵使用促性腺激素后，当卵泡长至 14mm 或促排周期第 8 天时加用促性腺激素释放激素拮抗剂，直至 HCG 注射日，适用于卵巢反应不良的患者。方案是一个相对的概念，诱发排卵和控制性卵巢刺激方案的各个环节可依据不同的情况进行适当或必要的调整，方案、药物的选择或用药剂量的调整应综合考虑不同的因素，包括药物作用的差异、治疗的目的、患者对促排卵的反应性、患者的卵巢储备功能、既往卵巢刺激治疗时的卵泡发育模式、患者年龄、患者是否存在其他病理情况等各种因素。因此，促排卵方案并非是一成不变的，实际操作中可根据患者的具体情况对各种药物的使用及其剂量加以调整，以实现资料方案的个体化。

113. 什么是试管婴儿的夜针？

专家回复：随着卵泡的生长发育和成熟，卵泡内的卵母细胞也发生一系列的变化，但卵母细胞的最后成熟特别是核的成熟和卵子最后从卵泡的排出即排卵的过程还需要 LH 峰的激发。促排卵中通常使用绒毛膜促性腺激素（HCG）模拟 LH 峰达到这一目的，一般在注射 HCG 后 36 小时取卵，多数辅助生育治疗中心将其安排在夜间 8 ~ 10 点之间，这样取卵即在注射后第二天的上午 8 ~ 10 点间进行，所以常把这至关重要的一针称为"夜针"。准确把握注射 HCG 的时机是获得理想的、高质量卵子的关键。过早使用 HCG，卵泡的形态和功能未完全成熟，不能对 HCG 做出恰当的反应，卵子不能在恰当的时间成熟排出或所取卵子中不成熟比例增高影响随后的受精率和卵裂率。过迟使用 HCG，卵子可能已度过了最适当的受精时机，特别是出现内源性 LH 峰时，卵子的质量将受到严重的干扰，之后的受精和种植也会受到影响。通常情况下，决定 HCG 使用的时机主要参考卵泡直径的大小和外周血中雌二醇的水平及卵泡的数目，同时也要结合患者具体情况以及既往促排卵经历。

114. COH 过程的监测如何进行？

专家回复：COH 的目的是在一个药物刺激周期获得更多的成熟卵子，这样才会获得更多的妊娠机会，临床上必须对此过程进行监测，评价促性腺激素的用量是否合适、防止卵巢过度刺激综合征（OHSS）和适时注射 HCG，主要方法有超声监测及激素测定。通常会在几个关键时刻进行卵泡的超声监测和激素测定：①在确定促排卵方案前，对卵巢基础储备功能进行评估时，多于月经第 2 ~ 4 天测定基础 FSH、E_2、LH 等值，同时行阴道超声计数卵巢基础窦卵泡数，根据结果选择长方案或短方案等。②在使用促性腺激素前，检测血清性激素了解垂体降调节状况，并行超声检测排除双卵巢内超过 10mm 卵泡。③使用促性腺激素后 4 ~ 6 天，观察卵巢的反应情况，根据情况调整下一步用药剂量及确定下一次监测时间直至确定取卵。超声检查能直接显示卵泡的数目及大小，而血清 E_2 水平的高低反映卵子的质量，血清 E_2 水平的变化是卵巢中卵泡功能变化的指标。因此，E_2 值被广泛地应用于卵泡发育的监测，通常认为，每个近成熟的卵泡其最高 E_2 水平为 1000 ~ 1500pmol/L。血清 LH 测定是预测排卵的有效手段并且可发现隐匿的 LH 峰，对 COH 周期具有重要的指导意义。孕酮 P 在晚卵泡期升高发生卵泡提前黄素化可能降低卵子质量、回收率及受精率。综合超声及血清 E_2、LH、P 值可确定适当的 HCG 注射时机。

115. 接受辅助生育技术后妊娠的妇女是否都要保胎治疗？

专家回复：由于在超促排卵中多使用 GnRHa 类药物降调节，停药后垂体分泌促性腺激素的能力未能迅速从降调节中恢复，因而接受辅助生育技术超促排卵后的患者一般都需进行黄体期的支持。特别是使用长效 GnRHa 进行降调节的超促排卵周期，取卵时间通常还在垂体降调节的有效时间内，内源性 LH 被压制在一个很低的水平，更要及时进行黄体支持。另一个需要黄体支持的理由是，超促排卵周期内多卵泡发育导致高雌激素水平，而吸取卵泡的时候同时将颗粒细胞取出体外，一方面导致卵泡形成的黄体功能不足，另一方面高雌激素导致雌／孕激素比例失调，可能对胚胎的植入不利。具体的黄体支持用药可采用HCG、黄体酮注射液、黄体酮阴道凝胶剂等，一般使用至移植后14天，确定是否妊娠，如妊娠需要一直支持到孕10～12周待胎盘功能完全建立为止。

 116. 取卵的过程如何?

专家回复：目前各个国家都采用超声引导下取卵，其优点是简便、不需要麻醉、创伤小，无论盆腔是否有粘连均可以操作，其取卵率高达90%以上，术后即可下床活动，并且可多次、反复操作，增加患者的累积妊娠率。成功的取卵取决于以下三个方面：①合适的HCG注射时机；②取卵的技术和设备；③卵巢位置。患者应在术前排空膀胱，无菌生理盐水彻底冲洗外阴、阴道，取膀胱截石位固定于手术床上。术前给予哌替啶肌注，术中还可配合使用安定等镇静麻醉即可，个别患者对疼痛较敏感者可行静脉麻醉。在整个手术操作过程中监护心电和血压、血氧饱和度并开放静脉通路。将装有穿刺针套管的超声探头置入阴道，调整穿刺点及路径使得穿过组织最少到达卵巢，当穿刺针进入卵泡时启动负压抽吸卵泡液至卵泡完全塌陷，所吸出的卵泡液迅速被传递给实验室人员在显微镜下找到并收集卵子，待一侧卵巢内卵泡完全穿刺完毕后再换至对侧。穿刺完毕后放阴道窥器检查阴道穹窿是否有活动出血，多数患者仅表现少量或点滴渗血。取卵后患者休息2～4小时，观察无异常出血情况即可离院。

取卵主要的风险及并发症有：①出血：操作过程中如不慎穿刺血管可出现盆腔出血，严重者可危及生命，必要时需手术止血；②损伤：穿刺到卵巢以外的组织及器官如肠管、膀胱、子宫内膜等引起损伤；③感染：包括生殖道感染、盆腔感染，严重者可发生盆腔脓肿。

117. 试管婴儿的成功率是多少？哪些因素可能降低其成功率？

专家回复：不同生殖中心和实验室辅助生育技术成功率不同，但总的来说，平均妊娠率在30%左右。影响ART成功率的因素很多，包括患者的年龄、不孕的病因、促排卵方案、内膜容受性及精卵胚胎质量等。①年龄：是预测女性IVF成功率的最好指标，妇女的生育力随年龄的增长而逐年下降。随着年龄的增长，原始卵泡的数目逐渐减少，同时高龄妇女特别是40岁以上者卵子可能发生凋亡改变，生育力骤然下降。②内分泌因素：基础FSH水平能间接反映患者生育潜力，FSH水平较低者其妊娠率比FSH高者要好，基础FSH虽然正常但E_2升高预示着IVF反应不良。雄激素对生育潜能有不良影响，具有高雄血症妇女中IVF-ET术后妊娠率较低。甲状腺功能失调无论是甲亢还是甲减都可降低生育力。③体重：肥胖不仅与不孕相关，还对IVF结局有负面影响，且体重越重结局越差，所以，对于肥胖患者应劝说其在进行IVF助孕前先控制体重。④不孕时间：随着不孕年限的增加自然妊娠的可能性下降，不孕时间越长IVF治疗成功率越低。⑤不孕原因：在所有不孕病因中，输卵管因素是施行IVF助孕成功率最高的。而有子宫内膜异位症的不孕患者IVF妊娠成功率几乎为其他不孕原因的一半，内膜异位症不仅对内膜的容受性有影响而且对卵和胚胎的发育有影响。输卵管积水即便是行IVF，其成功率也较低，主要原因是其积液向宫腔内渗漏致胚胎毒性及感染着床。

118. 辅助生育治疗后受孕的预产期如何计算?

专家回复:由于辅助生育治疗中采取多样的 COH 方案进行超促排卵,无法直接利用末次月经日期计算预产期,为此很多通过接受辅助生育治疗获得妊娠的患者很是困惑。其实预产期的计算是假定月经周期为 28 天、排卵发生在月经周期第 14 天的前提下推算而得,胚胎自受精发育至足月成熟所需时间并没有改变,所以我们只需确定助孕治疗周期中的排卵或取卵日期,以此向前推 14 天作为此次妊娠的末次月经来推算预产期即可。

119. 接受辅助生育技术后妊娠的孕妇分娩方式如何选择? 剖宫产好还是自然分娩好?

专家回复:接受辅助生育技术后的妊娠由于常常存在不良孕产史,部分患者年龄超过 35 岁,胎儿来之不易属于"珍贵儿",且多胎妊娠高发,从理论上讲属于高危妊娠的范畴,应酌情增加产前检查的次数,以便早期发现异常并及时诊治。通过辅助生育技术怀孕的妇女能够顺利度过整个妊娠期很不容易,很多孕妇担心阴道分娩会给胎儿带来危险,多要求剖宫产分娩,认为手术最安全,这是一个误区。首先,剖宫产作为手术需要麻醉,就有发生麻醉意外的风险,其次,术中出血量亦较顺产多,从新生儿方面考虑由于缺少产道挤压,新生儿湿肺、颅内出血发生率升高。剖宫产术并非绝对安全,如何选择合适的分娩方式孕妇和家属应该尊重医师的意见,如果孕妇各项检查均正常可行阴道试产,如合并其他指征可适当放宽剖宫产指征。

第四篇——辅助生育

99

120. 试管婴儿有哪些风险及并发症?

专家回复：在选择进行 IVF-ET 治疗前，夫妇双方应充分了解体外助孕技术的治疗过程及可能发生的风险，并能够积极配合各项操作，签署知情同意书。IVF-ET 助孕的主要风险及并发症有：

（1）卵巢过度刺激综合征（OHSS）：促排卵过程中或之后发生腹胀、胸腹水等，多数较轻可自行缓解，少数较严重，可发生血管栓塞及多脏器衰竭，甚至危及生命。

（2）在 COH 中提前出现 LH 峰或卵巢反应不良致取卵数较少，或无卵泡生长而取消促排卵周期。

（3）空卵泡现象：即在超声下可见卵泡生长，但取卵时取不到卵子。

（4）在经阴道穿刺取卵时可能发生内出血、盆腔脏器组织损伤以及术后合并感染的风险。

（5）在体外受精培养过程中，由于精卵结合障碍使卵子不受精，或受精后不分裂，从而得不到可移植的胚胎。

（6）多胎发生率高，与多胎相关的妊娠合并症发生率也随之增加，行减胎亦有出血、感染、全部流产风险。

（7）仍有发生异位妊娠、葡萄胎、自然流产、产科合并症及胎儿先天畸形等风险。

（8）增大的卵巢发生扭转或黄素化囊肿破裂大出血。

121. 促排卵会增加卵巢肿瘤发病风险吗?

专家回复：目前认为，诱发排卵可能与一些肿瘤的发生相关，最受关注的是雌激素依赖的卵巢癌和乳腺癌。

（1）卵巢癌：卵巢癌的发病原因还不明确，有学者认为，促排卵治疗中的高促性腺激素及频繁排卵可能增加卵巢肿瘤的机会。从绝对数量的角度而言，人群中卵巢肿瘤的发病率并不高，而用促排卵药物后发生卵巢肿瘤的更少，加之控制性超促排卵是近年来才普遍开展的，虽有一些使用促排卵药物后发生卵巢肿瘤的个别报道，但都缺乏有效的对照。另外，不孕症本身就是发生恶性肿瘤的独立危险因素，特别是未产妇女有难治不孕症者本身就是卵巢肿瘤、子宫内膜恶性疾病的高发人群，而这些患者多数可能会接受促排卵药物治疗。同时也不排除由于促排过程中增加临床检查特别是超声监测使发现卵巢肿瘤的机会增加，从而显得促排卵药与卵巢癌有关系。有学者认为，应避免让患者服用氯米芬的周期过长，使用 6 个周期后如仍无效果或未孕者，应建议换用其他促排卵药物助孕治疗。氯米芬使用超过 12 个月可能会增加卵巢肿瘤的风险。

（2）乳腺癌：在诱发排卵的过程中，多卵泡同时发育和排卵产生高水平的雌激素可能使妇女乳腺面临恶性疾病潜在生长的环境。同样，不孕人群本身就是乳腺癌高危人群，而妊娠对乳腺、子宫内膜又能起到保护作用。根据现有资料显示，没有必要改变超促排卵药物在临床上的应用，但应严格控制其适应证并且加强监管，对于未构成不孕不育诊断、无促排卵指征或单纯希望通过促排卵获得双胞胎妊娠者绝不能滥用此类药物，特别是有高危因素如恶性肿瘤家族遗传史、长期超促排卵治疗者更应该保持警惕、严密监测并进行长期跟踪随访。

 122. 超促排卵一次性取很多卵会导致卵巢早衰吗？

专家回复：女性体内卵细胞在其胎儿期即已形成，在妊娠 7 个月时卵细胞有丝分裂已完全停止，即卵细胞的总体数量不再增加。而卵泡闭锁则早在妊娠 7 ～ 8 周时就已开始并且延续至女性绝经为止。卵泡闭锁的过程就是卵泡中颗粒细胞和卵细胞发生凋亡的过程。通过卵泡闭锁机制女性卵细胞储备在出生时及进入青春期时发生 2 次大幅度下调，在女性进入青春期发生初潮时卵细胞数只剩 40 万左右。进入性成熟期后在下丘脑 - 垂体 - 卵巢轴及其分泌的激素主要是 FSH 的影响下，每个周期相当于月经第 1 ～ 4 天时会有一批对 FSH 较敏感的卵泡被募集，同期进入募集而获得继续发育机会的卵泡数目有 20 ～ 30 个，但并不是每一个被募集的卵泡都能发育成熟并排卵。通过卵泡优势化选择机制，相当于在月经的第 5 ～ 10 天，只有一个卵泡能获得发育为优势卵泡并排卵的机会，随后其优势化生长在形态及功能上均占有支配地位，抑制其他卵泡继续发育并最终发生卵泡闭锁。所以每个月经周期卵泡一旦离开静止的卵泡池被募集后，仅有两种选择，要么被选择为优势卵泡，要么走向凋亡闭锁。同期被募集起来的这批卵泡在形态上无区别，均有发育为成熟卵泡的潜力，但由于中枢、性腺轴及激素的调控使得只有一个卵泡可成熟排卵。而辅助生育治疗中的控制性超促排卵则是在抑制机体自身中枢、性腺轴调控的基础上，对本次月经周期内所有被募集的卵泡外源性给予足够的卵泡生长激素，打破机体自身的选择及优势卵泡的抑制效应，挽救本该发生闭锁的卵泡，使本次月经周期内所有被募集的卵泡能够同步均一的发育为成熟卵泡，并在卵泡成熟时全部取出并利用体外受精、胚胎培养技术获得多个优质的、可供多次移植的胚胎。综上可以看出，控制性超促排卵只是给予一次月经周期内所有募集卵泡同步发育的机会，并不会影响以后月经周期的正常排卵过程及始终持续进行的卵泡闭锁，所以也不会发生患者所担心的情况——超促排卵会透支未来月经周期卵子甚至发生卵巢提前衰竭。卵巢的衰竭是卵细胞数目枯竭所致，而人类卵细胞数目自胎儿期就已决定且生后即不再增值，同时不论排卵与否，卵泡闭锁都在持续进行直至所有卵细胞耗竭进入绝经期，例如终身服用口服避孕药即使一个卵也不排，到一定年龄依然会绝经。所以在一定程度上可以说，女性的生育期长短、卵巢功能以及绝经时间自出生前就已决定。

 123. 什么是新鲜移植和解冻移植?

专家回复：将经过处理的精子按一定密度加入培养卵母细胞的培养皿中受精，随后在温箱中培养 3 天形成一个 6 ~ 8 细胞的卵裂球。根据情况，移植第 3 天的卵裂球或继续培养移植第 5 天的囊胚。35 岁以下第一周期移植胚胎数不超过 2 个，其他情况下胚胎移植数不超过 3 个。目前多数中心采取经腹超声引导下胚胎移植，大大提高了移植成功率，移植后患者可卧床休息 1 ~ 2 小时，避免重体力活动及剧烈运动。对于各种原因不宜新鲜周期移植者，取卵后该治疗周期即暂告段落，将胚胎进行冷冻保存待以后进行冷冻胚胎的解冻移植。冷冻胚胎的移植与新鲜胚胎的移植在手术操作上是相似的，关键是选择内膜容受性的最佳时机进行胚胎移植。对于平时月经规律者可考虑自然周期解冻移植，于月经第 8 ~ 10 天开始监测排卵及内膜厚度，当卵泡直径超过 14mm 时开始结合血清 E_2、LH、P 的检测确定 LH 峰及排卵时间，选择合适的移植时间。对于各种原因造成的无自然排卵、平时月经不规律者如 PCOS 或卵巢功能衰竭等患者可采用诱发排卵或激素替代周期获得同步的内膜行解冻移植。

124. 为什么有的患者取卵后不能移植?

专家回复：并不是所有的患者取完卵后都可在第 3 天或第 5 天新鲜移植胚胎，当患者出现以下几种情况时不能移植：①超促排卵所得卵泡数量较多超过 20 个、血清 E_2 值过高超过 20000pmol/L 有卵巢过度刺激高发风险时；②有输卵管积水、子宫息肉、宫腔积液等明显干扰胚胎着床需手术治疗者；③ HCG 日子宫内膜薄，厚度 7cm 以下者；④过早出现 LH 峰；⑤ HCG 日孕酮升高致子宫内膜不利于着床者；⑥发热等。当遇到以上情况不适宜移植时，可冻存全部胚胎，待病因纠正去除后再行解冻移植。有的病人取卵后一定要坚持新鲜移植，这样只可能浪费胚胎并不能增加临床妊娠率，相反地，胚胎解冻移植妊娠率普遍高于新鲜移植周期，并且自然周期及诱导排卵方案解冻移植后妊娠黄体支持用药时间短甚至可不用药，避免了长期黄体酮注射的相关问题。

125. 输卵管积水有什么危害?

专家回复：输卵管积水可降低试管婴儿成功率，主要通过以下几方面：①输卵管积水潴留的液体可留至宫腔，造成宫腔积水，机械性干扰胚胎着床。②输卵管积水中含有微生物、碎屑和毒性物质可致子宫内膜感染、宫腔炎性细胞增多，影响胚胎着床。③输卵管积水的毒性物质可阻滞胚胎发育影响其种植率，增加流产率。

因此，输卵管积水患者未处理行 IVF-ET 其种植率、临床妊娠率较低，流产率较高，在 IVF-ET 前切除积水的输卵管或行输卵管造口术可提高 IVF-ET 成功率，其中行输卵管造口术对卵巢功能影响较小，切除积水的输卵管可避免异位妊娠的发生但可能影响卵巢储备功能，应慎重考虑。目前比较通行的做法是行输卵管结扎，即防止积水侵入宫腔或复发，同时还能降低对卵巢功能的影响。

126. 卵巢过度刺激综合征是怎么引起的?

专家回复：卵巢过度刺激综合征（OHSS）是促排卵的严重并发症，几乎都是医源性的，主要与使用外源性促性腺激素有关。一方面卵巢过度刺激产生大量性激素；另一方面，卵巢显著增大、血管通透性增加、富含蛋白质的体液漏入血管间隙，出现血液浓缩而体液积聚出现胸腹水、心包积液等，少尿、电解质紊乱、危及生命的高凝状态、血栓形成及多脏器功能衰竭。采用 IVF-ET 技术后，中度 OHSS 发生率为 3%～6%，重度为 0.1%～2%，而且随着近年来 IVF-ET 技术的广泛应用，重度 OHSS 的发生率也有随之增加的趋势。OHSS 的高危因素包括年龄 35 岁以下、体重指数低、PCOS 患者、敏感体质、前次促排反应过度病史者。降低 OHSS 发生率重在预防其发生，对有高危因素者促排卵过程中，促性腺激素应从最低剂量开始，严密监测血清 E_2 水平及发育卵泡数目，出现 OHSS 倾向及早期征象时应及时采取相应措施或取消周期。减少 HCG 的用量可减少或减轻 OHSS 的发生，并尽量避免使用 HCG 进行黄体支持，胚胎移植前发生 OHSS 者或取卵数超过 20 个、E_2 值超过 20000pmol/L 者宜将所有胚胎冷冻保存待以后卵巢恢复后再做解冻移植。对于轻、中度 OHSS 患者应休息、多饮水、高蛋白饮食，观察其每日出入量、体重变化及症状变化以决定是否需住院治疗，对于重度 OHSS 患者必须入院治疗。

127. 卵巢低反应是什么?

专家回复:卵巢低反应的处理是目前 COH 的最大难题和挑战,临床上采取了多种改进的超促排卵方案以增加卵泡发育数、改善卵子质量、增加种植率和妊娠率,但皆不能达到与卵巢正常反应者同样的辅助生殖效果,目前有通过增加 Gn 用量、结合垂体小剂量降调、拮抗剂辅助、生长激素等协同方案,以及自然周期、微刺激方案。对于卵巢早衰、反复 IVF 失败的卵巢低反应患者,最后的选择是赠卵胚胎移植技术,但卵子来源困难。

128. 发生多胞胎怎么办? 怎样减胎?

专家回复:人类自然妊娠中多胎妊娠的发生率很低,促排卵药物的应用,尤其是辅助生育技术的发展,使许多不孕不育夫妇得以生育,但多胎妊娠的发生率亦随之增加,IVF-ET 后多胎的发生率为24% ~ 30%,与自然受孕相比,IVF 双胎的发生率增加了 20 倍。与单胎妊娠相比,多胎妊娠使孕产妇的并发症及流产率、围产儿发病率和死亡率均增加,多胎也增加了家庭和社会的经济负担,尤其是在存活新生儿有严重疾病和缺陷时。所以,当辅助生育治疗妊娠中发生多胎时,常规建议减胎,降低多胎妊娠的并发症和合并症,改善围生期结局,即使胎儿均正常也应进行选择性减胎术。多胎妊娠减胎术后显著提高围产儿结局,尤其是对 IVF-ET 后的多胎妊娠进行减胎后可以延长孕龄,改善新生儿预后。常用的减胎术有超声引导下经阴道穿刺抽吸法(多在妊娠 8 ~ 10 周进行)、经腹穿刺减胎术(多在妊娠11 ~ 12 周或中晚期进行)。减胎的主要风险是感染、出血、胎膜早破、流产等。由于多胎妊娠多是医源性，尤其是三胎及以上的多胎妊娠，因此应重在预防。必须慎重应用促排卵药物，严禁以多胎为目的的促排卵治疗，促排卵周期内多个卵泡同步发育时可选择穿刺部分大卵泡以减少排卵个数或取消周期更为稳妥。体外助孕治疗中严格控制移植胚胎数目，单胚移植技术尤其值得提倡。

 129. 应用辅助生育技术怀孕者会出现异位妊娠吗？如何防治？

专家回复：体外受精胚胎移植发生异位妊娠者占成功妊娠的5%以内，但在输卵管因素不孕而行ART助孕治疗的患者，其发生率可高达11%，说明在IVF-ET过程中，尽管胚胎是被直接放入宫腔内的但仍可能发生异位妊娠。在自然受孕中宫外孕发生的高危因素有输卵管炎症、盆腔炎症，妇科手术史、既往异位妊娠史、子宫内膜异位症等，而临床上接受IVF-ET助孕治疗的患者通常更多的具备上述危险因素，即使在自然妊娠情况下他们发生宫外孕的风险也高于普通人群。另外，IVF-ET治疗周期内当受精卵被移植进入宫腔，子宫受激惹发生收缩，宫腔液及受精卵同时被推向输卵管，同时高雌激素水平也限制了纤毛的活动，应用大量黄体支持药物可能降低了输卵管平滑肌张力及正常功能，干扰受精卵的运行。总之，应用辅助生育技术的患者是有可能发生异位妊娠的，且发生率不低于自然受孕人群，尤其对于那些有高危因素的妇女，应高度警惕异位妊娠的发生，行多个胚胎移植后要定期随访，做到尽早诊断、及时治疗，也要关注宫内宫外同时妊娠的可能。

130. 辅助生育技术降生的孩子和自然受孕有差别吗？是否更容易流产？先天畸形发生率更高吗？

专家回复：ART 应用于临床近 30 年，已经对各种不孕不育症的治疗作出了巨大的贡献，随着其在全世界范围内的广泛应用及发展，对其子代安全性的问题日益引起人们的重视。近年来的多项循证医学方面的系统性分析指出，ART 后妊娠自然流产、早产、低出生体重儿以及子代先天畸形发生率高于自然妊娠，但这种风险的增加不能排除是由 ART 的高多胎率引发的相关先天发育异常以及围生期并发症。同时，不孕不育人群本身就是生育先天畸形后代以及围生期并发症（包括自然流产、早产、低出生体重儿等）的高发人群。在自然流产方面的风险，不孕患者无论是经过很长时间后的自然妊娠或者是 ART 后获得的妊娠，其流产的风险均较普通人群高。在早产、低出生体重儿方面的风险，有研究对照采用代孕出生的婴儿相关风险并未增加，说明不是体外受精过程和操作导致这种风险增加，而是不孕本身导致各种妊娠并发症的风险升高，因为移植到代孕者体内的胚胎同样经历了体外受精培养操作过程。另外，不孕或低生育力本身就是后代发生先天畸形的高危因素。ICSI 作为 ART 中的一项特殊技术，本身具有侵入性，且跨越了自然选择，其安全性更加引起学者们关注。到目前为止，并没有 ICSI 技术增加子代不良健康风险的流行病学证据，但多项研究发现 ICSI 子代发生 Y 染色体微缺失、性染色体异常、尿道下裂畸形概率增高。考虑到需要接受 ICSI 治疗的男性不育患者多数都存在遗传和基因的缺陷，目前认为这些畸变的升高与亲代不孕、多胎相关而非 ICSI 技术本身。综上所述，ART 子代的安全问题已经受到人们的广泛关注，目前的证据提示 ART 可能对子代的健康造成多方面影响。尽管对于一对夫妇来说，子代出现不良健康的风险仍然是很低的，但是，在患者接受 ART 之前，必须考虑这种治疗的风险和治疗妊娠后可能存在的风险。而关于 ART 与子代安全性之间的确切结论，还需要更深入、更广泛、更长期地随访及研究才能得出。

131. 单精子卵胞浆注射（ICSI）适用于哪些患者?

专家回复：ICSI 适应证包括：

①严重的男性不育，包括少精症、弱精症、畸精症、部分无精症。

②不可逆的梗阻性无精症。

③生精功能障碍（排除遗传缺陷疾病所致）。

④免疫性不育。

⑤体外受精失败或受精率极低。

⑥精子顶体异常。

⑦卵子冷冻保存后，或不成熟卵子经体外培养成熟后，需要采用 ICSI 辅助受精。

⑧需进行 PGD 诊断。

132. 卵胞浆内单精子注射（ICSI）的过程是什么?

专家回复：卵胞浆内单精子注射（ICSI）是使用显微操作技术将单个精子注射到卵细胞胞浆内，使卵子受精并体外培养到早期胚胎，再放回子宫内发育着床。ICSI 操作过程需要熟练的辅助生殖显微操作技术。首先，在显微镜下将视野调至含有精子的液面，选择一条活动的正常形态的精子，将精子制动；然后将精子吸入注射针内，将注射针转至含有卵子的液滴，用显微持卵针固定卵子，注射针穿过透明带及卵膜进入胞浆，回吸少许胞浆将精子注入胞浆，撤出注射针，精子留在胞浆内。受精后 16 ～ 19 小时观察原核，确认是否受精。

133. 卵胞浆内单精子注射（ICSI）操作中如何选择精子进行注射？

专家回复：卵胞浆内单精子注射（ICSI）主要适用于因重度少精、弱精、畸精、阻塞性无精子症等男性因素造成不孕不育的患者，使精卵细胞无需经历复杂的受精过程，便能相互融合，形成受精胚胎。相比常规体外受精与胚胎移植，ICSI 极大地降低了对精子数量、活力及受精能力的要求。对于射出的精子和从附睾采集的精子均可采用离心洗涤法和密度梯度分离法制备，对于睾丸活检或穿刺获得的睾丸组织，在培养液中碎化后也可通过洗涤和梯度分离获取，以富集活力和形态更好的精子。在 ICSI 操作中，操作人员将处理后的精子悬液加入操作微滴中，通过显微镜的高倍镜头，观察并选择形态和活力正常的精子，制动后注入 MII 卵母细胞。ICSI 越过了自然受精过程中一系列精密事件的逐层选择，把自然情况下很难受精的精子直接注入卵细胞中，可能将基因缺陷传递给下一代。比如 10% ～ 15% 的无精子者存在 Y 染色体微缺基因（AZF）；4% 无精症患者可有染色体结构异常，如平衡异位、插入、倒位等，这些男性不育因素有可能通过 ICSI 而传递给下一代，所以在 ICSI 之前必须进行染色体检查和遗传咨询，严格掌握 ICSI 适应证的范围。

134. 如果超过一个精子进入卵子，那么得到的胚胎是正常的吗？

专家回复：如果超过一个精子进入卵子，那么得到的胚胎是异常的，将不会正常发育。人体正常的体细胞是二倍体核型（2n），含有两组同源染色体，女性以 46，XX 表示，男性为 46，XY。为了保持生物体在不同世代的遗传倍性稳定，人类在精子和卵子的发生过程上进化出了特殊的细胞分裂方式——减数分裂，也就是精原细胞或卵原细胞进行一次复制成为四倍体（4n）后，连续分裂 2 次，从而产生了单倍体（n）的精子或卵母细胞。受精后，精子与卵母细胞的遗传物质融合，子代恢复成为正常的二倍体核型，此后细胞进入有丝分裂过程，确保了遗传倍性的正确。所以，当一个精子进入卵子，受精卵及后续的胚胎就是二倍体核型。当 2 个精子进入卵子，则产生了三倍体（3n）的遗传异常受精卵；以此类推，超过一条精子受精会产生多倍体的受精卵，都是不正常的胚胎。为了阻止多个精子进入一个卵母细胞而造成多精受精的异常胚胎，卵母细胞会在与一个精子结合后，释放出特殊的皮质颗粒内含物，从而改变卵细胞膜表面的受体结构，阻止了其他精子穿入。在透明带异常、卵子成熟度不足或老化等特殊情况下，卵母细胞阻止多精受精的机制会发生障碍，导致多精受精的发生增加。在临床上，多精受精的胚胎不会被移植或冷冻。

135. 受精卵一定能发育成可移植的胚胎吗？

专家回复：首先，受精是指精子与卵子结合形成受精卵。普遍认为只有观察到双原核且卵周隙内存在 2 个极体的胚胎为正常受精的胚胎，单原核、3 个或以上多原核、无原核的卵则判为异常受精或不受精。约 25% 的单原核受精卵在稍晚时候观察时会显示第二个原核。一般情况下，只有正常受精的胚胎才会被选择进行移植或冷冻。中华医学会《临床诊疗指南·临床生殖技术与精子库分册》建议，若本周期没有正常受精的双原核受精卵，来源自常规体外受精的单原核合子的胚胎可在医患充分沟通，患者夫妇知情的情况下考虑移植。

其次，受精卵通常在体外培养 2 ~ 5 天不等的时间，以保持胚胎的持续性活力，并根据一定的评分标准对胚胎进行评级，选择具有后期发育潜能的胚胎进行移植。卵裂期胚胎的形态学评估指标主要包括卵裂球数目、卵裂球的形态、细胞核的数目、无核碎片的数量与分布、胚胎色泽与胞浆形态、透明带与卵周隙状态等；囊胚期胚胎则根据扩张程度、内细胞团和滋养层的发育进行评估；还要结合连续的观察结果，选择合适的胚胎进行移植。如果胚胎发育慢、碎片多或细胞大小不均，胚胎评分较低，通常提示其发育潜能较低，着床几率很小，则这样的胚胎通常不会被移植。

所以，受精卵能否被移植，不仅要求受精正常，还要动态、连续地观察胚胎发育状态，并结合患者自身的情况综合考虑，才能做出最适合患者的决定。

136. 胚胎在显微镜下是什么样子的（图1）？

专家回复：胚胎发育的各时期呈现不同形态，具体如下：

第一天（受精后 16 ~ 20 小时）：正常受精胚胎可观察到雌雄原核，卵周隙内存在 2 个极体。

第二天（受精后 44 ~ 46 小时）：分裂形成 2 ~ 4 细胞的胚胎。

第三天（受精后 67 ~ 69 小时）：分裂形成 6 ~ 8 细胞的胚胎。

第四天：胚胎致密化，形成桑葚胚。

第五天：胚胎的内部出现含有液体的囊胚腔，囊胚不断扩张，最终从透明带中孵出。

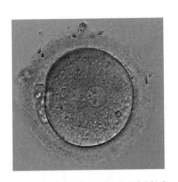

A. 可见雌雄原核的受精卵

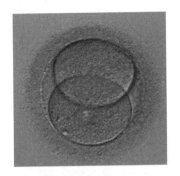

B. 2细胞胚胎

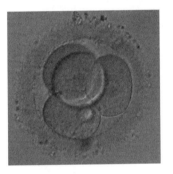

C. 4细胞胚胎

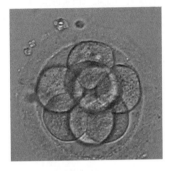

D. 8细胞胚胎

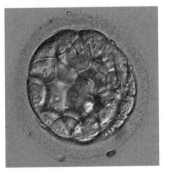

E. 囊胚

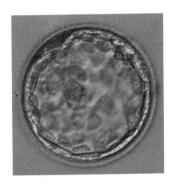

F. 扩张囊胚

图1　胚胎发育的各时期形态

137. 只有运动的精子才可以受精吗?

专家回复：正常的生殖功能需要精子对卵子进行识别，也就是说精子要有良好的运动能力特别是前向运动能力，才能游至输卵管壶腹部与卵子相遇并受精。精子在女性生殖道内的运行，除了受女性生殖道的蠕动或收缩的推力之外，主要是依靠精子自身的主动运动。IVF 也是一个精卵识别的自然受精过程，同样也需要精子有很好的活动能力及形态；而 ICSI 技术则是由操作人员直接将精子注入卵子，因此只要是活精子，即使不能活动也可以受精。ICSI 操作选择活精子的时候要采用低渗膨胀实验，膜完整的精子在低渗溶液中 5 分钟内发生膨胀，在 30 分钟内所有尾部形状是稳定的，且所有膨胀的精子均为活精子。

138. 移植后胚胎几天能着床?

专家回复：胚胎通过与子宫内膜的相互作用侵入到子宫内膜的过程，称为着床。是与子宫内膜相互识别、相互黏附、相互容纳的过程，受到多种因素的调控和影响。

胚胎移植分为卵裂期胚胎移植和囊胚期胚胎移植。如果移植卵裂期胚胎（受精后第 3 天的胚胎），一般在移植后 3 ～ 4 天着床。胚胎移植后在宫腔内发育成为一个具有多个细胞的实体，形状像桑椹，所以称为桑葚胚。桑葚胚在子宫腔内继续细胞分裂形成囊胚，然后再着床。如果是移植囊胚（受精后第 5 ～ 7 天的胚胎），因为胚胎是在体外发育至囊胚期，所以胚胎在移植后 1 ～ 2 天就可以着床。

但不是所有的胚胎移植了就一定能够成功受孕。成功的着床有赖于很多重要事件的相互协调和平衡，如胚胎与母体的相互识别；

301 健康科普丛书——不孕不育

母体的免疫抑制状态；胚胎与子宫内膜的同步性；宫腔内正常内环境；精子、卵子因素导致胚胎基因不好，胚胎发育潜能差，导致胚胎在体内停止生长；患者的身体因素等。因此，患者应有足够的心理准备。

 139. 什么是胚胎冷冻?

专家回复：胚胎冷冻保存是指将卵裂期胚胎或囊胚采用慢速或快速的降温方法，将胚胎低温冷冻并保存在 –196℃液氮的超低温环境中。这时胚胎细胞的代谢已完全停止，因而可以长期保存。解冻移植时应用适当的复苏方法，将冷冻胚胎复温至正常生理温度，再植入经激素调节适合种植的宫腔中。

 140. 冷冻胚胎有什么好处?

专家回复：

（1）胚胎冷冻保存降低了多胎妊娠的可能。多胎妊娠带来的妊娠期高血压、剖宫产率升高、婴儿低出生体重、早产等已经成为非常显著的问题。因此要降低多胎发生率，最有效的途径是进行单胚胎移植，剩余胚胎进行冷冻保存，这就有效避免了剩余胚胎的浪费。

（2）为患者增加了移植次数。当患者一个周期获得胚胎数目较多，大大超过移植数量，可以对移植后胚胎进行冷冻。如果一次移植没有获得成功妊娠，可以进行再次移植，省去了患者取卵、受精等环节，增加了移植次数，明显降低了治疗周期的费用。

（3）为卵巢过度刺激综合征的患者保留了继续治疗的机会。将胚胎冷冻起来，待身体恢复一段时间再移植，可以有效提高妊娠率。

（4）为由于某些身体因素、子宫内膜原因或宫颈原因无法进行新鲜移植的患者保留了继续治疗的机会。

141. 影响解冻胚胎移植结果的因素有哪些?

专家回复：影响解冻胚胎移植的因素有很多，不仅包括冷冻胚胎的存活状态、冷冻胚胎植入周期的子宫内膜准备情况，也取决于胚胎冷冻时患者的年龄、产生冷冻胚胎的卵子来源于何种超排卵方案、胚胎冷冻时的发育阶段和冷冻前胚胎的质量及形态学评分。所以，影响解冻胚胎移植结果是多因素的，要在综合考虑患者及胚胎的情况下进行个体化治疗。

142. 胚胎冷冻会对胚胎造成伤害吗?

专家回复：胚胎冷冻有可能对胚胎造成不同程度的损伤，包括一个到多个细胞的死亡，从而影响胚胎的发育及着床能力。影响损伤的因素很多，包括冷冻时胚胎的质量及形态学评分、胚胎冷冻的方法、复苏的方法等。长期以来主要采用慢速冷冻的方法，这个方法耗时长、对设备要求高，而且易形成冰晶，使胚胎在复苏后可能受到损伤。近年来出现的玻璃化冷冻方法采用快速降温的方式，理论上比程序化冷冻能获得更好的冷冻效果，但其长期安全性尚待研究。大部分胚胎经过降温冷冻和复温之后，仍能保持其原有的生物活性，具有发育和着床的能力。少部分耐受性差的胚胎，在冷冻或解冻过程中可能会造成损伤。研究提示，在冷冻复苏过程中损伤小的胚胎就有更强的着床与发育能力。

143. 什么是囊胚?

专家回复：随着胚胎培养系统的不断改进，可将胚胎延长培养至受精后 5 ~ 6 天的囊胚阶段。相较于卵裂期胚胎，囊胚在形态上经历了细胞融合（致密化），这时圆形的卵裂球逐渐变得扁平，细胞间形成大量细胞连接，包括紧密连接、缝隙连接和细胞骨架连接，并且细胞的结构和细胞器都呈现极性分布的状态；卵裂球细胞融合为一个球形，内部分泌囊腔液而形成囊胚腔，囊胚腔扩张，细胞分化为内细胞团与滋养层细胞，其基因调控也出现了巨大的变化，具有更大的发育潜能，能够达到更高的临床妊娠率。

144. 囊胚移植有什么优势?

专家回复：首先，囊胚是通过延长培养得到的胚胎，能够淘汰在配子基因组激活之后由于基因或代谢缺陷影响胚胎发育的胚胎，有利于筛选出发育潜能好的胚胎；同时，囊胚期胚胎移植更符合生理情况，可以让胚胎和子宫内膜同步。

其次，通过移植一个或两个囊胚，可以成功地怀孕，降低三胎的发生率。正常情况下自然双胎妊娠发生率为 1/90，三胎妊娠发生率为 1/8100；而辅助生殖技术双胎妊娠发生率为 20% ~ 30%，三胎妊娠发生率为 0.1% ~ 5.0%。多胎妊娠严重威胁着母婴安全，多胎妊娠时母亲并发症如妊娠期心脏病、羊水栓塞、子痫前期、妊娠期糖尿病和产后出血的发生率均明显增高，不仅延长住院时间，而且产科介入、子宫切除及输血治疗的机会也大大增加。

145. 所有胚胎都能长成囊胚吗?

专家回复: 囊胚是指受精 96 ~ 120 小时后发育期的胚胎。早期囊胚可见于受精后的第 4 天或第 5 天, 晚期囊胚可见于受精后的第 5 天或第 6 天。囊胚期是胚胎发育成胎儿的必经阶段。卵裂期的胚胎只有形成囊胚后才有可能会着床。囊胚一般由 120 ~ 150 个细胞组成, 包括内细胞团 (inner cell mass, ICM)、囊胚腔和滋养层细胞 (trophoectoderm)。内细胞团将发育成为胎儿, 滋养层将发育成为胎盘和胎膜。

胚胎的形成起初是由一个卵子与一个精子结合形成受精卵, 受精后的第二天通常为 2 ~ 4 细胞, 第三天为 6 ~ 8 细胞。但是有些胚胎因精子或卵子携带了异常染色体和基因时, 胚胎被自然筛选掉, 停止发育, 不能进入囊胚期; 而质量好的胚胎, 逾越 8 细胞期的发育阻滞而成为具有生命力的胚胎, 卵裂结束后, 细胞经过一系列有丝分裂, 进一步发育, 导致细胞空间结构改变, 细胞数不断增多, 直至发育成桑椹胚, 最后发育至囊胚期。

146. 胚胎如何分级?

专家回复: 胚胎的形态学评分是目前最常用的评估胚胎质量的方法, 用以选择具有更佳发育潜能的胚胎进行移植或冷冻。从卵母细胞、受精到胚胎分裂、囊胚形成, 是一个动态的复杂的过程, 每个发育阶段胚胎都有其专有的特征。

卵裂期胚胎的形态学评估指标主要包括卵裂球数目、卵裂球的形态、细胞核的数目、细胞碎片的数量与分布、胚胎色泽与胞浆形态、透明带与卵周隙状态等。通常第二天的胚胎 (受精后 43 ~ 45 小时)

应有 4 个大小相等的卵裂球，并呈四面体排列；第三天的胚胎（受精后 67 ～ 69 小时）应有 6 ～ 8 个细胞或者早期致密化。细胞碎片是胚胎体外培养过程中的常见现象，从 5% ～ 100% 不等。有研究者依据碎片的数量将胚胎分为四级：1 级胚胎无碎片，2 级胚胎少于 20%，3 级胚胎为 20% ～ 50%，大于 50% 为 4 级胚胎。也有研究发现胚胎期 10% 碎片对着床率的影响可以忽略不计；形态差和碎片多的胚胎有时也能着床成功，碎片有时可以被吸收。多核现象是指在一个卵裂球中不止一个细胞核出现，通常被认为是不正常的现象。此外，胞浆中出现颗粒化区域、滑面内质网聚集、空泡等都被认为是异常现象，一般会避免选择此类胚胎。

囊胚期胚胎根据扩张程度、内细胞团和滋养层的发育水平进行评估，通常采用 Garder 等人提出的分级系统，也就是使用 1 ～ 6 级数字，按扩张程度和孵化状态进行区分。进入扩张期后的囊胚，再对内细胞团和滋养层的质量分级为 A、B、C 三级，由此得到诸如 4AA、5AB 这样的评级。

 147. 只有移植一级胚胎才能怀孕吗?

专家回复：如前所述，胚胎的形态学评分是目前最常用的评估胚胎质量的方法。但是，从卵母细胞、受精到胚胎分裂、囊胚形成，是一个动态的复杂的过程，并且每个发育阶段胚胎都有其专有的特征，需要综合卵裂球数目、卵裂球的形态、细胞核的数目、细胞碎片的数量与分布、胚胎色泽与胞浆形态、透明带与卵周隙状态等各项因素，并要应用相关背景的科学知识、常识和判断的权衡，对胚胎进行评级。但是粗略的形态学评分和种植潜能之间的关系是不准确的，这一方法也不能提示遗传学异常等影响植入与发育的问题。而且胚胎要成功地种植进入子宫也和内膜条件、激素水平等密切相关。另外，有研究提示，形态差和碎片多的胚胎有时也能种植成功。所以，移植一级胚胎不能保证一定妊娠，移植二级或三级胚胎也可能具有良好的发育潜能而成功妊娠。

 ### 148. 做试管婴儿一般移植几个胚胎？

专家回复：卫生部颁布的有关条例规定，体外受精 – 胚胎移植每次移植的胚胎数不得超过 3 个，其中 35 周岁以下患者第一次移植不得超过 2 个。多胎妊娠必须实施减胎术，避免双胎，严禁 3 胎和 3 胎以上的妊娠分娩。移植胚胎数量的增加无疑会提高成功率，但多胎妊娠的几率也会增加，很多不孕不育夫妇盲目的要求医师增加移植的胚胎数量，但这样对女性的妊娠安全和生命安全都会产生威胁。欧洲人类生殖与胚胎协会（ERHRE）早在 2002 年就对 ART 治疗效果的衡量标准提出了明确的定义，即单个健康儿的出生，这个观点也成为各国辅助生殖医学中心的共识。虽然妊娠初期减胎术的施行也可以达到这个目的，但考虑到损伤性操作的不可确定性及伦理原因，选择性单胚胎移植是目前公认的最有效的手段之一。通过提高胚胎的质量，比如进行囊胚移植和同步化子宫内膜的接受性，来提高胚胎的植入率，从而降低多胎妊娠的发生。另外，可通过成熟的胚胎冷冻技术将优质胚胎冷冻起来，从而增加胚胎移植的次数，提高每个取卵周期的累积妊娠率。

 ### 149. 试管婴儿在体外培养多长时间可以移植到子宫？

专家回复：胚胎移植是将体外培养的胚胎送回母体子宫的过程。分为卵裂期胚胎移植和囊胚期胚胎移植。

卵裂期的胚胎一般在取卵后 2～3 天进行移植。取卵当天做受精。胚胎在受精后的第 1 天为观察受精时间，正常受精的胚胎一般为双原核（一个为雌原核，一个为雄原核）。受精后的第 2 天一般为 2～4 细胞，受精后的第 3 天为 6～8 细胞。可以选择第二天或第三天，发育速度正常，卵裂球大小均一，以及胚胎碎片少的 2～3 胚胎进行移植。将其放回到宫腔内继续生长发育。剩余有冷冻价值的胚胎进行冷冻保存。卵裂期胚胎移植的优点是，较囊胚移植而言，缩短了胚胎在体外培养的时间，这可能有助于胚胎移植后的继续发育。

囊胚期胚胎移植一般在取卵后 5～6 天。在自然受孕情况下，4～8 细胞期胚胎尚位于输卵管中，胚胎是在输卵管内发育至第 5 天或第 6 天的桑椹胚或囊胚才能移入子宫腔内，所以分裂期的胚胎较自然生理条件下提前到达宫腔，此时的宫腔内环境并不适合胚胎的早期发育，因此，囊胚期进行胚胎移植使胚胎发育与子宫内膜同步，更符合子宫的生理环境，通过延长体外培养的时间，可自然淘汰无发育潜能的胚胎，这种经历了自然选择的胚胎，活力是最强的。同时减少了母胎相互间某些不利因素的影响。囊胚移植较第 2～3 天移植妊娠率及着床率均有明显的提高。

做植入前遗传学诊断（PGD）的患者，需要从胚胎中取部分细胞进行检测，等待检测结果后再择期进行胚胎解冻移植。

150. 卵子可以冷冻保存吗?

专家回复：卵子冷冻保存在生育力保存中具有重要作用，不仅适用于因意外原因取卵当天不能提供男方精子，可将女方卵母细胞冷冻储存，也为年轻女性为将来晚育提供了更大的保障，保存了女性生育力。而且，因恶性肿瘤等疾病需要接受放疗或化疗的年轻女性，也可在放化疗前将卵子冷冻保存起来，保护卵子不受伤害，为癌症患者带来了福音。

卵子的冷冻保存，与胚胎、精子的低温保存原理是一样的，即将卵子经过玻璃化或程序化冷冻后，储存在 -196℃ 的液氮中，待使用时将卵子解冻出来即可。人类卵母细胞的直径为 80 ~ 130μm，是人体内体积最大的细胞。和胚胎与精子相比，其表面积 / 体积比很小，这就造成了其对水和冷冻保护剂的渗透性较差；同时卵母细胞的发育是一个动态的过程，包含许多细胞器，这些细胞器的形态和功能都会发生变化，如处于减数分裂中期的卵母细胞是一个对理化因素非常敏感的阶段。因此卵母细胞对低温的耐受性会较精子、胚胎稍差一些，解冻后受精率可能会比新鲜周期要低。

 151. 冷冻精子的作用是什么?

专家回复：精子冷冻可用于那些取精困难的患者，预先冷冻精子可以减轻取卵日当天男方的取精压力；也可用于男性癌症患者，由于放化疗能够影响生精上皮细胞，导致染色体突变，为保留生育能力，在放化疗之前可取出精子低温保存。

精子是一种呈蝌蚪状、体积较小、游动的细胞，精子与冷冻保护剂接触时对水的渗透性很强，能很快与冷冻保护剂达到渗透性平衡；同时精子内的细胞器较少,DNA 高度聚集，精子这些特点都有利于冷冻保护。然后储存在 -196℃ 的液氮中，这些精子可能出现的生物化学变化是很小的。一般冷冻前的精子的活动率及形态率越高，复苏后精子的活动率越高。因为患者个体的差异，每个人精子的基因情况不同，以及精子质膜组成的差异，也会影响到冷冻效果。

目前较一致的观点认为，如果储存的方法适当，冷冻精子在 −196℃的液氮中，可以保存 10 年而不会有太大的变化。

152. 哪些人需要做供精?

专家回复：供精之前，首先本着有利于患者的原则，告知患者使用的适应证及禁忌证。供精的适应证：输精管绝育术后期望生育而复通术失败者，且经过睾丸活检（TESA），以及附睾活检（PESA），确定无活动精子的患者；男方患有不宜生育的严重遗传性疾病，这些具有严重先天基因疾病的患者建议不要用自己精子做受精，因为这样会把致病基因遗传给下一代；母儿血型不合不能得到存活新生儿。禁忌证包括：女方因输卵管因素造成的精子和卵子结合障碍；女方患有生殖泌尿系统急性感染或性传播疾病或患有遗传病、严重躯体疾病、精神心理障碍；有先天缺陷婴儿出生史并证实为女方因素所致。

供精的来源是卫生部批准的正规人类精子库，并且供精者与接受供精者为双盲原则，接受者不会知道供精者的个人信息。供精可以做供精人工授精（AID）和供精 IVF。程序是由生殖中心与人类精子库联系，找与丈夫血型、种族、身高、皮肤颜色、毛发等尽可能相近的供精者，用于临床治疗。

153. 植入前遗传学诊断（PGD）是什么?

专家回复：植入前遗传学诊断（preimplantation genetic diagnosis，PGD）是辅助生育技术与分子生物学技术相结合而发展的产前诊断技术，是对接受辅助生殖治疗的夫妇获得的早期胚胎，从中吸取 1 ~ 2 个细胞或极体进行遗传学分析和诊断，然后将诊断正常的胚胎移植入子宫。此技术是通过人工手段排除有遗传性疾病及其隐患的受精胚胎，优选出健康的胚胎，再移植入子宫进行正常孕育，不仅可以治疗不孕症，在阻断遗传病传播、降低人类遗传负荷上都具有重要意义，杜绝了缺陷后代的出生，对染色体异常或其他遗传性疾病高危家庭而言，这一技术提供了后代安全的保障。目前 PGD 的方法包括单细胞荧光原位杂交技术（FISH）、比较基因组杂交（CGH）、聚合酶链反应技术（PCR）和单核苷酸多态性（SNP）基因芯片技术等。

 154. PGD 相对传统的产前筛查方法有什么优势？

专家回复：传统产前诊断包括绒毛活检、羊膜腔穿刺、超声检查。绒毛活检相对较早，一般在妊娠 10 ～ 12 周，羊膜腔穿刺在妊娠 16 周后，超声畸形筛查要等到 22 ～ 24 周，三种方法都需要先怀孕才能作出诊断。如果加上细胞培养所需要的时间，即便是绒毛活检获得诊断结果也要等到妊娠 12 周。一旦确诊胎儿异常，孕妇只能接受引产手术，造成巨大的身心痛苦。PGD 技术则是在胚胎移植前先选择正常的胚胎，再进行移植，将诊断时间提早到胚胎植入母体子宫前，避免了孕中期的引产和相关痛苦。

 155. PGD 操作是否会影响后续胚胎的发育？

专家回复：PGD 操作需从胚胎上取走一个细胞，这一过程是否影响胚胎的正常发育一直是备受关注的问题。研究表明，在胚胎刚形成的时候，每一个细胞都具有向各个器官分化的潜能，而且早期胚胎具有极强的代偿能力，失去一个细胞后其他细胞会很快分裂将空缺填满。目前的研究资料显示，PGD 操作并不增加胎儿畸形的发生率，当然，这并不是说 PGD 绝对安全，与其他医学新技术一样，任何一种新技术的诞生都是一把双刃剑，其真正效果可能要过几十年甚至上百年才能作出准确的评判，所以我国虽然允许开展，但必须经过卫生行政部门的严格审批，避免该技术被滥用，同时严格保证操作过程规范有序。

 156. 目前 PGD 可以对哪些遗传性疾病进行植入前诊断?

专家回复：PGD 技术可以检测胚胎染色体数目，比如在胚胎植入前对多倍体、异倍体胚胎进行筛查，包括 21- 三体、11- 三体、13- 三体（Patau 综合征）、18- 三体（Edwards 综合征）等。此外，荧光原位杂交技术（FISH）在鉴定胚胎性染色体是否异常上具有独到之处，如多 X（Turner 综合征、Klinefecter 综合征）、多 Y（XYY 综合征）以及性染色体片段易位导致的性别异常、性逆转等。另外，在植入前可对平衡易位进行检测，避免由其导致的反复流产。一些 X 连锁、Y 连锁性疾病，在鉴定胚胎性别后植入女性胚胎。

 157. 做了 PGD，胎儿就是百分之百正常了吗?

专家回复：不是。PGD 只能针对已知的某一项遗传因素作出筛选，例如对于 1 号和 4 号染色体平衡易位携带者，我们只能筛选胚胎的 1 号和 4 号染色体，不能同时筛选其他染色体；同样，对于地中海贫血携带者，只能筛选该致病基因，而胚胎是否携带其他致病基因以及胚胎染色体是否正常均是未知数。正因如此，做了 PGD，成功妊娠后也必须进行常规的产前检查，必要时还需要进行一些特殊检查。

158. 为什么接受 PGD 诊断的患者妊娠率比较低?

专家回复:孕妇年龄和获得胚胎数量的多少是影响成功率的关键因素。PGD 的对象往往是有遗传病、反复自然流产、平衡易位、少弱精子症等患者,通常年龄偏大,获得胚胎数量较少,再经过 PGD 筛选后,可供移植的胚胎数更少。因此,从表象上看接受 PGD 操作的试管婴儿成功率往往不如其他试管婴儿,然而临床妊娠并不代表能够生出健康后代,而 PGD 试管婴儿由于经过胚胎筛选,一旦妊娠,其流产率比普通试管婴儿要低,出生缺陷率明显下降。

159. 人工辅助孵化有什么作用?

专家回复:胚胎外层包被一层透明带结构,起到保持卵细胞或早期胚胎的完整性、保证受精时的单精受精、保护胚胎免遭母体的排斥反应等作用。但某些患者因透明带较厚、发生硬化等因素而影响胚胎孵出的效果,所以需要人工对透明带减薄或打孔,这就是人工辅助孵化技术。目前常用的人工辅助孵化技术包括利用激光、化学方法、机械方法等将透明带部分或全层开孔或减薄,以利于胚胎孵出提高试管婴儿临床妊娠率。

160. 什么样的患者适合做未成熟卵母细胞体外培养(IVM)?

专家回复:未成熟卵母细胞培养技术是将取出的不成熟卵子置于特定的培养液中进行体外培养,从而获得成熟的卵母细胞,再接受 IVF 或 ICSI 受精。IVM 适应证如下:

(1)PCO 或 PCOS 导致的不孕症患者。IVM 可以帮助有大量窦卵泡的女性达到高妊娠率的一种方法。

（2）对促性腺激素刺激反应过激的患者。对于已经开始 IVF 周期中表现出 OHSS 高风险的患者，IVM 可做为一个有效的替补方案。

（3）对激素反应欠佳的患者。在含有激素刺激的 IVF 周期中，一些患者由于年龄的原因无法产生适量的成熟卵细胞。

161. 行辅助生殖技术助孕需要办理哪些证件?

专家回复：行辅助生殖技术助孕必须备齐"三证"，包括夫妇双方身份证、双方结婚证和生育证（准生证）。

162. 准生证如何办理? 有没有过期时间?

专家回复：街道领取生育证→填写基本信息→单位 / 人才盖章→计生办盖章（包括骑缝章）、给编号。

北京市准生证无有效期，外地人员准生证无明确标注的有效期为 1 年，准生证过期者，需到当地计划生育办公室补办延期并盖计划生育办公室公章。

163. "三证"审查不合格时，怎样补办呢?

专家回复：

（1）三证名字不一致：请到当地户口所在地，持本人户口本办理现用名和曾用名同属一人的证明，并盖有户籍处公章。

（2）身份证号和结婚证及生育证上证件号不一致：请到当地户口所在地办理身份证和结婚证及生育证上的身份号同属一人的证明，并要盖有户籍处公章。

（3）身份证过期或丢失：请办理新的身份证，若短期内办理不好的，请办理临时身份证，新身份证办好后交复印件。

（4）结婚证（一份或两份）丢失者：到当地民政局补办。

（5）结婚证上无照片、无钢印或名字写错：需到当地民政局补办。

（6）生育证上公章不全、模糊不清：需到当地计划生育办公室补办公章。

（7）生育证过期者：需到当地计划生育办公室补办延期并盖计划生育办公室公章。

（8）如地方有政策，无准生证的需按以下步骤办理无子女证明：

①居住在城镇的到街道计划生办公室办理无子女证明。

②居住在农村的到乡、镇、县计划生办公室办理无子女证明。

164. 取卵手术前男方和女方有哪些准备工作?

专家回复：

（1）取卵前一晚，夫妇双方洗澡、更换内衣、内裤；男方禁用肥皂、沐浴露清洗外阴。

（2）女方取卵日晨起禁食、水（男方可正常饮食），禁化妆、喷香水；换平底鞋，并带水杯或矿泉水及纸巾到中心。

（3）夫妇双方携带"三证"原件和手术费用，挂当日门诊号，按规定时间到医院进行取卵术前准备：排空膀胱，测体重、脉搏、呼吸、血压，更衣，建立静脉通路。

165. 取卵术后应该休息多长时间?

专家回复：取卵术后平卧 4 小时，注意有无腹痛、阴道出血等情况，若无明显不适方可离院。

取卵术后可以正常生活工作，禁止性生活，避免剧烈运动，并适当休息，注意有无腹痛和阴道出血等情况，严重者可回医院检查。

166. 胚胎移植后需要卧床多长时间？

专家回复：胚胎移植术后平卧 1 小时，无不适即可离院。离院后可以正常生活和工作，适当休息，但应避免剧烈运动及体育锻炼，也应避免长期卧床导致便秘。

167. 使用黄体酮注射液可能会出现什么情况？怎样处理？

专家回复：长时间使用黄体酮注射液可能会发生局部红、肿、热、痛、硬结，处理方法有：

（1）将土豆洗净削成薄片，贴于注射处，至土豆片干燥后将其揭开。

（2）用热毛巾敷于注射处，温度在 35℃左右。

（3）用手轻轻按摩注射部位，有助于黄体酮吸收。

168. 注射黄体酮有哪些注意事项？

专家回复：

（1）选择合适的针头和注射器，避免药物外溢。

（2）注意更换注射部位，防止硬结产生。

（3）遵医嘱用药，切忌自行停止用药或增减药量。

169. 患者新鲜移植或解冻移植的注意事项有哪些？

专家回复：

（1）患者夫妇双方携带"三证"原件（双方身份证、双方结婚证及生育证），并带矿泉水以及纸巾按规定时间准时到生殖医学中心。

（2）夫妇双方在当地或门诊完成医师交代的口服用药或打针。为确保胚胎移植的顺利，喝水 500ml 左右，如没有尿意，到医院后继续喝水至有尿意感。

（3）女方移植日洗澡，更换内衣、裤，晨起可少量进食，女方不得佩戴饰物，如戒指、耳环、手镯和项链等，贵重物品勿带入医院。男方可正常进食。

（4）移植后在院观察 60 分钟后无不适方可离开，如下午需要注射黄体酮可在家附近社区或医院注射。

（5）移植当日根据胚胎发育情况，夫妇双方共同决定冷冻胚胎数目，待与实验室医师签字后夫妇双方方可离开医院。

170. 需助孕夫妇携带"三证"原件到中心的环节？

专家回复：需要助孕夫妇携带"三证"原件到中心的环节主要包括以下几个时段：建档时、交"三证"复印件时、HCG 日、取卵日、新鲜移植日及解冻移植日。

171. 准备做试管婴儿前在饮食上需要注意什么？

专家回复：做试管婴儿前饮食上没有特殊注意事项，注意按时休息、营养均衡、适当增加叶酸和优质蛋白的摄入，多食蔬菜、水果，避免腹泻和便秘的发生。

172. 取卵手术前需要禁食、水吗？

专家回复：为减轻女性取卵术中和术后不适，会在取卵术前、术中和术后应用镇静、止痛、消炎类药物，此类药物刺激胃肠道可引起头晕、恶心、呕吐等症状，因此，术前女性要禁食、水。

173. 取卵后有忌口的食物吗?

专家回复：取卵后一般进食清淡、易消化饮食，取卵数目多的助孕女性，避免食用牛奶、豆浆、鸡蛋等易胀气食品，多饮用橙汁、西瓜汁等利尿饮品。

174. 怀孕早期应遵循什么样的合理膳食?

专家回复：应选择较广的食谱，做到精细搭配，荤素并用，蔬菜、水果兼有，提倡清淡、爽口、多样化，以米、面为主，粗细粮合理搭配，从而起到全面合理营养的作用。

175. 哪些食物可以提高精子的质量?

专家回复：男性朋友每天可以食用一些瓜子、南瓜子、核桃、花生、榛子、松子等坚果类食物和鱼、虾、泥鳅、鱿鱼、海参等水产品、海鲜类食物，此类食物含锌量较高。含锌食物不仅对前列腺有好处，还可以增加精子数量。维生素 E 也有提高精子质量的作用。饮食中推荐多食用西红柿、番茄、洋葱、南瓜和薯类，对男性前列腺有好处，也有助于提高精子质量。